Die „Monographien aus dem Gesamtgebiete der Neurologie und Psychiatrie" stellen eine Sammlung solcher Arbeiten dar, die einen Einzelgegenstand dieses Gebietes in wissenschaftlich-methodischer Weise behandeln. Jede Arbeit soll ein in sich abgeschlossenes Ganzes bilden. Diese Vorbedingung läßt die Aufnahme von Originalarbeiten, auch solchen größeren Umfanges, nicht zu.

Die Sammlung möchte damit die Zeitschriften „Archiv für Psychiatrie und Nervenkrankheiten, vereinigt mit Zeitschrift für die gesamte Neurologie und Psychiatrie", und „Deutsche Zeitschrift für Nervenheilkunde" ergänzen. Sie wird deshalb Abonnenten zu einem Vorzugspreis geliefert.

Manuskripte nehmen entgegen

    aus dem Gebiete der Psychiatrie: Prof. Dr. M. Müller,
                                                        Bern, Bolligenstraße 117

    aus dem Gebiete der Anatomie: Prof. Dr. H. Spatz,
                                                        6 Frankfurt (Main)-Niederrad,
                                                        Deutschordenstraße 46

    aus dem Gebiete der Neurologie: Prof. Dr. P. Vogel,
                                                        69 Heidelberg, Voßstraße 2

Die Bezieher des „Archiv für Psychiatrie und Nervenkrankheiten, vereinigt mit der Zeitschrift für die gesamte Neurologie und Psychiatrie", der „Deutsche Zeitschrift für Nervenheilkunde" und des „Zentralblatt für die gesamte Neurologie und Psychiatrie" erhalten die Monographien bei Bezug durch den Buchhandel zu einem gegenüber dem Ladenpreis um 10% ermäßigten Vorzugspreis

MONOGRAPHIEN AUS DEM GESAMTGEBIETE DER NEUROLOGIE

UND PSYCHIATRIE

HEFT 104

HERAUSGEGEBEN VON

M. MÜLLER-BERN · H. SPATZ-FRANKFURT

P. VOGEL-HEIDELBERG

ÜBER DEN AUTISMUS

VON

Hans Schneider

DR. MED. PRIVATDOZENT FÜR PSYCHIATRIE
AN DER UNIVERSITÄT BERN

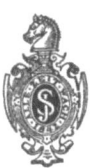

SPRINGER-VERLAG · BERLIN · GÖTTINGEN · HEIDELBERG · 1964

ISBN 978-3-540-03190-1   ISBN 978-3-642-88541-9 (eBook)
DOI 10.1007/978-3-642-88541-9

Alle Rechte, insbesondere das der Übersetzung in fremde Sprachen, vorbehalten. Ohne ausdrückliche Genehmigung des Verlages ist es auch nicht gestattet, dieses Buch oder Teile daraus auf photomechanischem Wege (Photokopie, Mikrokopie) oder auf andere Art zu vervielfältigen

© by Springer-Verlag Berlin · Göttingen · Heidelberg 1964

Library of Congress Catalog Card Number 64-23315

Die Wiedergabe von Gebrauchsnamen, Handelsnamen, Warenbezeichnungen usw. in diesem Werk berechtigt auch ohne besondere Kennzeichnung nicht zu der Annahme, daß solche Namen im Sinne der Warenzeichen- und Markenschutz-Gesetzgebung als frei zu betrachten wären und daher von jedermann benutzt werden dürften

Titel-Nr. 6436

INHALTSVERZEICHNIS

	Seite
Vorbemerkungen	1
I. Geschichte und Diskussion des Begriffs Autismus	2
1. Psychopathologie	2
2. Der phänomenologische Ansatz	11
3. Der Autismus in der Daseinsanalyse	12
II. Drei Krankengeschichten	14
1. Der Fall Maria Bader	14
a) Lebensgeschichte	14
b) Vom Inhalt der Psychose	16
c) Die Welt der Maria Bader	18
d) Zur Frage des Autismus bei Maria Bader	22
2. Der Fall Franz Eger	29
a) Lebensgeschichte	29
b) Die Ungestalt der Welt bei Franz Eger	32
c) Zur Frage des Autismus bei Franz Eger	34
3. Der Fall Xaver Imweg	39
a) Lebensgeschichte	39
b) Zur Frage des Autismus bei Xaver Imweg	41
III. Schlußbetrachtungen	43
Literatur	45

Vorbemerkungen

In seinen Untersuchungen über „die Gruppe der Schizophrenien" prägte EUGEN BLEULER im Jahre 1911 den Begriff Autismus, der sich rasch in der Sprache der Psychiatrie einbürgerte. Als „Loslösung von der Wirklichkeit, zusammen mit dem relativen oder absoluten Überwiegen des Binnenlebens", wie EUGEN BLEULER ihn beschrieb, diente der Autismus bald zur Bezeichnung aller möglichen Formen der „Kontaktschwäche" und „Kontaktgestörtheit", wodurch einer willkürlichen Verwendung des Begriffs Tür und Tor geöffnet waren. Aufgrund seiner Konzeption an der Schizophrenie zog der Autismus solche Kontaktstörungen auch nosologisch in deren Nähe, weshalb seine Geschichte eine Kette von Widersprüchen bildet. Der Autismus wurde wahllos entweder als psychopathologisches Symptom oder in soziologischem Sinn, meistens freilich in überhaupt nicht geklärter Weise verwendet. Daran hat sich bis heute trotz vieler Bemühungen nichts geändert. Einerseits mag deshalb der Versuch einer Abklärung des Begriffs gerechtfertigt erscheinen, doch anderseits darf die Gefahr nicht übersehen werden, jener Kette von Widersprüchen nur ein weiteres Glied anzuhängen.

In erster Linie verlangt der Standort, von dem aus unsere Untersuchung ihren Gang antreten soll, eine nähere Bestimmung. Der historische Überblick wird uns zeigen, daß die Anstrengungen der psychopathologischen Forschung kaum über EUGEN BLEULER hinausführten. Wir dürfen vermuten, sie sei hierzu auch gar nicht imstande. Erst LUDWIG BINSWANGER vermochte in seinem daseinsanalytischen Werk grundsätzlich neues Licht auf das alte Problem zu werfen, indem er das „schizophrene Kardinalsymptom" des Autismus als Ausdruck der psychotischen Seinsweise herausarbeitete. Freilich stehen wir vor der nicht zu bestreitenden Tatsache, daß nur eine kleine Schar Psychiater daseinsanalytisch zu arbeiten imstande ist, trotz der grundsätzlichen Lern- und Lehrbarkeit der Daseinsanalyse, wie sie ROLAND KUHN betont. So erwachsen unserem Vorhaben Schwierigkeiten. Jeder Versuch, noch einmal im Rahmen der Psychopathologie über den Autismus sprechen zu wollen, wäre sinnlos, doch erheben wir auch nicht den Anspruch, Daseinsanalyse zu betreiben. Indes wollen wir deren neue Möglichkeiten psychiatrischer Erfahrung benutzen. Es mag sein, daß wir dadurch eine nicht ungefährliche Stellung beziehen und uns den Vorwürfen beider Seiten aussetzen. Dem Psychopathologen wird spekulativ erscheinen, was der Daseinsanalytiker als methodisch unrein rügen wird. Dieser Gefahr bewußt, halten wir uns nach allen Seiten offen, nicht in der Meinung, „den" Autismus nunmehr zu verstehen, sondern bloß hoffend, auf dem Weg zu seinem Verständnis einen kleinen Schritt weiter zu kommen.

Eine neue statistische Arbeit aus der Universitäts-Nervenklinik Tübingen vermittelt die Ergebnisse einer Umfrage bei westdeutschen Psychiatern, wonach in einem hohen Prozentsatz die Diagnose Schizophrenie auf Grund des „kaum verbal faßbaren" Praecoxgefühls im Sinne von RÜMKE gestellt wird (G. IRLE). Das Praecoxgefühl besitzt enge Beziehungen zum Autismus, weshalb es auch für die Klinik von einiger Bedeutung ist, eine Abklärung des Begriffs wenigstens zu versuchen.

I. Geschichte und Diskussion des Begriffs Autismus

1. Psychopathologie

Lange vor EUGEN BLEULER sprachen große französische Psychologen wie JANET, PELLETIER u. a. von der „perte de la fonction du réel", der „perte du sens de la réalité", die sie bei ihren Kranken beobachten konnten. Mit diesen Bezeichnungen, meinte BLEULER, wurde von der negativen Seite her ein ähnlicher Sachverhalt ins Auge gefaßt, wie er ihn positiv als „Loslösung von der Wirklichkeit, zusammen mit dem relativen oder absoluten Überwiegen des Binnenlebens" im Autismus verstanden haben wollte. Er fand die Ausdrücke der Franzosen — die MINKOWSKI später aufgriff und ohne weiteres dem Autismus gleichsetzte — zu allgemein gehalten. Der Wirklichkeitssinn fehle dem Schizophrenen nicht gänzlich, sondern versage nur für diejenigen Dinge, die sich in Widerspruch zu seinen Komplexen stellen:

„Die autistische Welt ist für die Kranken ebenso gut Wirklichkeit wie die reale, wenn auch manchmal eine andere Art Wirklichkeit. Oft können sie beide Arten von Wirklichkeit nicht auseinanderhalten, sogar wenn sie im Prinzip unterscheiden. Der Wirklichkeitswert der autistischen Welt kann auch ein größerer sein als der der Realität, die Kranken halten dann ihre Phantasien für das Reale, die Wirklichkeit für etwas Vorgetäuschtes. Vollständiger Abschluß gegen die Außenwelt nur in den höchsten Graden von Stupor."

„Den Inhalt des autistischen Denkens bilden Wünsche und Befürchtungen. Das autistische Denken hat seine besonderen Gesetze: Der Autismus benützt allerdings die gewöhnlichen logischen Zusammenhänge, soweit es ihm paßt, ist aber durchaus nicht daran gebunden. Er wird von affektiven Bedingungen dirigiert. Daneben denkt er in Symbolen, in Analogien, in unvollständigen Begriffen, in zufälligen Verbindungen. Wir haben also ein realistisches und ein autistisches Denken zu unterscheiden, und zwar beim gleichen Patienten nebeneinander. Der Autismus ist eine direkte Folge der schizophrenen Spaltung der Psyche. Der Gesunde hat die Tendenz, bei logischen Operationen alles hinzugehörige Material ohne Rücksicht auf dessen affektive Wertigkeit herbeizuziehen. Bei der schizophrenen Lockerung der Logik dagegen findet ein Ausschluß aller einem gefühlsbetonten Komplex widerstrebender Assoziationen statt. So bleibt der autistische Gedankeninhalt unkorrigierbar und bekommt für den Kranken vollen Realitätswert, während der subjektive Realitätswert der Wirklichkeit auf Null herabsinken kann."

Diese Sätze aus der Monographie EUGEN BLEULERs über die Gruppe der Schizophrenien verraten den assoziationspsychologischen Grund, dem sie erwuchsen. Wendungen wie „der Autismus benützt, soweit es ihm paßt..." gehören einer vergangenen Zeit an, da es stets der Mensch ist, der denkt und handelt, der etwas benützt und dem etwas paßt, und nicht eine in ihm selbstherrlich waltende Kraft, heiße sie „Komplex" oder „Autismus". Die naturwissenschaftliche Sprache wird dem Gegenstand ihrer Betrachtung nicht gerecht, wenn dieser Gegenstand, wie der Mensch, mehr ist als bloße Natur. Der Autismus, der den ganzen Menschen und nicht nur seine biologische Seite betrifft, kann deshalb mit naturwissenschaftlichen Methoden nicht verstanden werden.

Der Satz EUGEN BLEULERs, daß „der Autismus eine direkte Folge der schizophrenen Spaltung der Psyche" sei, scheint bedeutsam, weil nur wenig später BLEULER selber mit Nachdruck auf das autistische Erleben auch des Gesunden hingewiesen hat:

„Vom Traum des Jungen, der auf dem Steckenpferd General spielt, durch den Dichter, der im Kunstwerk seine unglückliche Liebe abreagiert oder in eine glückliche verwandelt, bis zum dämmrigen Hysterischen und zum Schizophrenen, der halluzinatorisch seine unmöglichsten Wünsche erfüllt sieht, gibt es alle Übergänge auf einer Skala, die im wesentlichen nur quantitative Unterschiede zeigt. Es gibt ein Denken, das unabhängig ist von logischen Regeln und an deren Statt durch affektive Bedürfnisse dirigiert wird (autistisches Denken). Es kommt am ausgesprochensten in der Dementia praecox und im Traum vor, dann in Mythologie und Aberglauben und den Tagträumen der Hysterischen und der Gesunden, und in der Poesie. Auch alle echte Kunst wurzelt im Autismus."

EUGEN BLEULER sah demnach im autistischen Verhalten eine allgemein menschliche Eigenschaft, die in der schizophrenen Lockerung der Logik nur besonders deutlich hervortritt. Der Autismus entspringt bei ihm dem katathymen Erleben, das sowohl beim Gesunden, beim spielenden Kind, beim Künstler, Träumer und Hysteriker, als auch bei Schizophrenen vorkommen kann. Dadurch wurde die Türe geöffnet, den Autismus als Sammelbegriff zu verstehen, in welchem grundverschiedene Daseinsweisen ihren Platz fanden. Als Kriterium diente bald einmal das äußere soziale Verhalten. Wer nicht in der Gemeinschaft lebt, hat sich von der „Wirklichkeit" losgelöst und steht unter der Herrschaft seines „Binnenlebens". Ohne Abklärung dessen, was „Wirklichkeit" und „Binnenleben" im einzelnen Fall bedeuten, war es unvermeidlich, daß unter Autismus alles Mögliche verstanden werden konnte. Die ungünstigen Auswirkungen einer derart weiten Fassung im klinischen Sprachgebrauch liegen auf der Hand. Jeder konnte nach Belieben einen Eigenbrötler oder Einsamen, einen moralisch Defekten oder Träumer, einen Künstler oder Schizophrenen autistisch heißen. Oft fehlte die Einsicht in die tiefen Verschiedenheiten dieser Menschen, und man umschlang sie gemeinsam mit dem Bande der Schizoidie oder gar Schizophrenie. EUGEN BLEULER erkannte, daß eine solche Verwendung des Autismus zu Mißverständnissen führte. Er versuchte dieser Entwicklung durch Einführung seines Begriffs des „dereierenden Denkens" Einhalt zu gebieten, in der Erkenntnis, daß katathymes Denken nicht ohne weiteres Kontaktlosigkeit bedeutet. Doch der neue Ausdruck fand wenig Anklang. Autismus und autistisches Denken hatten sich bereits eingebürgert und wurden im allgemeinen gar nicht als der Diskussion bedürftig erachtet.

Die Auffassung des Autismus zur Bezeichnung aller möglichen Formen sozialer Anpassungsstörungen führt zu Schwierigkeiten, wie am Beispiel des autistischen Denkens gezeigt werden soll. Dieses Denken kommt nach EUGEN BLEULER am reinsten beim Schizophrenen vor. Es äußert sich im Sprechen, Schreiben und Handeln, die in einer innigen Beziehung zum Denken stehen. BLEULER selber erklärte, man könne auch in Worten autistisch denken.

Über das schizophrene Denken ist viel geschrieben worden, doch genügt es hier, FROSTIG zu erwähnen, der in einer phänomenologischen Studie dem Problem der widersinnigen Sätze nachgegangen ist. Für diese hat er das Unvermögen der Aktualisierung kollektiver Strukturen herausgearbeitet. Die schizophrenen Aussagen beziehen sich nicht auf Gegenstände, die von einer Kollektivität (z. B. abendländische Menschheit), aus der der Kranke stammt, meinend verstanden und nachvollzogen werden können. Die Worte haben ihre allgemeingültige (kollektive) Bedeutung verloren und bedeuten etwas anderes. Dies unterscheidet die schizophren sinnlose Rede von der Sinnlosigkeit oder vom Widersinn, den auch der Gesunde produzieren kann, da hier die Intention auf das Gemeinte noch möglich ist und die Ablehnung in einem weiteren urteilenden Denkakt erfolgt.

Die kollektiven Strukturen sind getragen von den bestimmten Wortbedeutungen. Ein Haus ist ein Haus, nämlich das so und so gebaute, zum Wohnen bestimmte Ding mit Mauern, Dach und Fenstern. Jeder versteht, was unter Haus gemeint ist, doch für den Schizophrenen bedeutet das Wort Haus vielleicht etwas ganz anderes.

Kollektive Strukturen gibt es nicht nur im Gebiet des Denkens und Sprechens, sondern auch im Handeln und Werten, in der praktischen und sittlichen Sphäre. „Man" weiß, was recht ist, „man" tut dies und jenes nicht, „man" hat diese oder jene Meinung. Diese Kollektivstrukturen regeln unser alltägliches Leben. Man lebt ihnen gemäß oder mißachtet sie. Wer das letztere tut, kann leicht als Sonderling, Querulant oder Autist bezeichnet werden. Manche hervorragende Tat mißachtet aber die herkömmlichen Normen und läuft deshalb Gefahr, analog dem Mißachten der herkömmlichen Wortbedeutungen als Folge eines autistischen Denkens zu gelten. Anläßlich der Hinrichtung von Sacco und Vanzetti in Amerika — MINKOWSKI berichtet über diesen Fall als typisch autistische Handlung — ging ein junger Mann und legte persönlich einen Beschwerdebrief dem amerikanischen Botschafter in Paris vor. Von hier ist es nur ein Schritt zu Wilhelm Tell, der dem Hute Geßlers den Gruß verweigerte. Beide Taten, die Niederlegung des Briefes und die Verweigerung des Grußes, können autistische Handlungen sein, doch nur die Kenntnis der Persönlichkeit des Täters und seiner Beweggründe wird ein Urteil darüber gestatten. Wer aus sittlicher, religiöser oder wissenschaftlicher Überzeugung eine Handlung begeht, die dem Herkömmlichen widerspricht, braucht keineswegs autistisch zu denken. Auch wer aus einer bloßen Laune heraus die gültigen Normen mißachtet, ist noch kein Autist.

Die hier etwas weit gefaßte Verwendung der Kollektivstrukturen FROSTIGS mag zeigen, daß nicht alles, was aus dem Rahmen fällt, von gleicher Art zu sein braucht. Freilich wissen wir damit noch nicht, was Autismus und besonders schizophrener Autismus eigentlich heißt. Zudem führt der Begriff des autistischen Denkens zu weiteren Schwierigkeiten. Man sollte meinen, beim Autisten finde sich autistisches, beim weltzugewandten Menschen dagegen realitätsangepaßtes Denken. Realitätsangepaßtes Denken kann aber nichts anderes heißen, als ein Denken, das den gedachten Gegenstand möglichst rein erfaßt. Dieser Forderung kommt wohl das mathematische Denken am nächsten. Im Vollzug mathematischer Operationen, als einem dem Denkgegenstand optimal angepaßten Denken, wo trieb- und wunschbedingte Einflüsse weitgehend ausgeschaltet sind, kann aber eine „Loslösung von der Wirklichkeit" stattfinden, die als autistisch zu bezeichnen wäre. Anderseits vermag ein „nach außen" gekehrter Mensch, den niemand autistisch heißen würde, Gedanken zu haben, die ihre Herkunft Wünschen und Befürchtungen verdanken, ohne daß sich der Betreffende Rechenschaft darüber gibt. Es sei nur an die Rolle des Aberglaubens erinnert. Wenn auf diese Weise von autistischem Denken bei einem nicht autistischen Menschen, und von einem nichtautistischen Denken bei einem Autisten gesprochen wird, verlieren wir jede Möglichkeit, den Begriff Autismus klarer zu erfassen.

Die verhältnismäßig wenigen Arbeiten, die sich nach EUGEN BLEULER ausdrücklich mit dem Autismus beschäftigen, widerspiegeln deutlich diese Unbestimmtheit. Er wurde meist „gefühlsmäßig" verstanden, und niemand vermochte genau zu sagen, was eigentlich Autismus ist, obwohl ein anschauliches Wissen über den damit gemeinten Sachverhalt vorhanden war.

Als KRETSCHMER mit der Schizoidie und Schizothymie die schizophrenen Formmerkmale in die Bereiche des Psychopathischen und Gesunden vorschob, kam der weitgefaßte Autismus BLEULERS seinen Intentionen entgegen und wurde zu einem der wichtigsten schizoiden Temperamentssymptome. KRETSCHMER schreibt:

„Viele schizoide Menschen sind wie kahle römische Häuser, Villen, die ihre Läden vor der grellen Sonne geschlossen haben, in ihrem gedämpften Innenlicht aber werden Feste gefeiert.

Autismus nennt es BLEULER, das In-sich-hinein-leben. Die häufigsten schizoiden Charaktereigenschaften, ungesellig, still, zurückhaltend, ernsthaft (humorlos), Sonderling, die sich wie ein roter Faden durch die schizoide Gesamtcharakterologie hindurchziehen, drücken hauptsächlich das aus, was BLEULER als Autismus bezeichnet. Die meisten Schizoiden sind nicht entweder überempfindlich oder kühl, sondern überempfindlich und kühl zugleich."

Dieses Mischungsverhältnis, in dem beim einzelnen Schizoiden die hyperaesthetischen mit den anaesthetischen Elementen der schizoiden Temperamentskala sich überschichten, nennt KRETSCHMER bekanntlich die psychaesthetische Proportion. Danach soll sich der Autismus als schizoides Temperamentssymptom wesentlich nach der psychaesthetischen Skala des einzelnen Schizoiden schattieren:

„Es gibt Fälle, wo der Autismus ganz vorwiegend ein Überempfindlichkeitssymptom ist. Solche überreizbare Schizoide empfinden all die lauten, kräftigen Farben und Töne des realen Lebens. Ihr Autismus ist ein schmerzhaftes Sich-in-sich-selbst-zusammenkrampfen. Sie führen ein „tatenarmes und gedankenvolles" (Hölderlin) Traumleben. Der Autismus der vorwiegenden Anästhetiker dagegen ist einfach Gemütslosigkeit, Mangel an affektiver Resonanz für die Umwelt. Der Autismus der meisten Schizoiden und Schizophrenen aber ist aus beiden Temperamentsanteilen in den verschiedensten Proportionen gemischt, es ist Indolenz mit einem Stich von Ängstlichkeit und Feindseligkeit, es ist oft in einem Atemzug Kälte und zugleich flehentliches in Ruhe-gelassen-sein-wollen. Krampf und Lähmung in einem Bild."

KRETSCHMER führt das „scheinbar so komplexe kardinale Persönlichkeitsmerkmal des Autismus von zwei Seiten her auf elementare Grundfaktoren zurück". Die eine ist die affektive, die psychaesthetische Proportion, das aus Überverletzbarkeit und partieller Stumpfheit zusammen sich ergebende negative Gefühlsverhältnis zur Außenwelt. Die andere Seite des Autismus liegt auf denkpsychologischem Gebiet, in dem, was KRETSCHMER als Spaltungsfähigkeit experimentell untersuchte. Durch diese Spaltungsfähigkeit, die von allem, was nicht in das katathyme Eigenleben hineinpaßt, abstrahiert, werde der Autismus, die Ablösung von der konkreten Wirklichkeit, beim Schizothymen begünstigt. Psychaesthetische Proportion und Spaltungsfähigkeit bauen nach KRETSCHMER gemeinsam als ineinandergreifende Elementarfaktoren den Autismus auf.

Die rasch einsetzende Kritik an der Lehre KRETSCHMERs richtete sich zwar vorwiegend gegen die später allgemein als gesichert geltende Typologie (WILMANNS, BERZE, EWALD, BUMKE u. a.), doch behalten die Ausführungen von J. LANGE hinsichtlich des Autismus ihre Gültigkeit. KRETSCHMER führe in dieser Beziehung kaum über BLEULER hinaus. Durch den „schiefen Ansatz der psychaesthetischen Proportion", so meint LANGE, wird in den „verschwimmenden Begriff des Autismus", der „in allen Farben schillere, sehr vieles und verschiedenes hineingepreßt: Das Hineinleben in sich selbst, das Fehlen der natürlichen syntonen Resonanzfähigkeit, die reizbare Gemütlosigkeit, die Gemütskälte und Gemütsstumpfheit, der Mangel an sichtbarem Ausdruck und anderes mehr". Im Grunde scheine alles darunter zusammengefaßt, was einem Erkalten der Beziehungen zur Außenwelt ähnlich sehe, möge es nun tatsächlich oder nur vorgetäuscht, oder selbst einmal nach außen verborgen, oder auch durch einen „Defekt des Untersuchers" bedingt sein.

Solche Stimmen verhallten neben dem gewaltigen Erfolg, der KRETSCHMER und seiner Lehre beschieden war. Seine Ausführungen über den Autismus rückten diesen vielerorts mit einem Schlag in den Brennpunkt der schizoiden und schizophrenen Symptomatik. Für E. KAHN wurde er zum „psychopathologischen Kern des Schizoids", von dem aus die psychaesthetische Proportion erst ihre eigenartige Tönung erhalte, und KAFKA nennt den Autismus kurzerhand das Kriterium der Persönlichkeit und wichtigstes Kennzeichen der Schizophrenie. EUGEN BLEULER selber schloß sich weitgehend der Lehre KRETSCHMERs an. Seine letzte Stellungnahme lautet dahin, daß der „ausgesprochene Autismus eine sekundäre Bildung" sei, leichtere Grade desselben aber zur schizoiden oder präpsychotischen Konstitution gehörten. Die Auffassung von KRETSCHMER, nach welcher sich schizophrene Merkmale in verdünnter Form bis in die Normalpsychologie hinein verfolgen lassen, bestätigte seine eigenen früheren Worte über den Autismus.

Auch heute noch wird der schizoide, psychopathische Autismus immer wieder mit dem schizophren autistischen Verhalten in engen Zusammenhang gebracht, wobei an jene kontaktschwachen Persönlichkeiten gedacht wird, die steif oder reizbar-kühl als Einzelgänger durchs Leben ziehen, an ihren oft ausgefallenen Überzeugungen und Urteilen starrköpfig festhalten und, sei es von außen gesehen oder subjektiv leidend, wie durch eine Glaswand von ihren Mitmenschen getrennt scheinen. Man wird sich indes Rechenschaft zu geben haben, ob es sich bei den beschriebenen Eigenschaften um die gleichen handelt, die auch beim Schizophrenen als Ausdruck seines Autismus gelten.

Im Vordergrund der Symptomatologie dieser schizoiden Menschen steht die Kontaktschwäche, die, wie schon J. LANGE betonte, ein vieldeutiger Begriff ist. Die bekannte Glaswand als Sinnbild des fehlenden affektiven Rapports findet sich beispielsweise nicht beim kontaktlosen gemütsarmen Psychopathen, anderseits bedeutet sie auch nicht, daß sich der Schizoide von der Wirklichkeit losgelöst haben muß. Solche „autistische schizoide Psychopathen" können ausgezeichnete Geschäftsleute sein, die der Wirklichkeit zugewandt sind, sie zu meistern verstehen und keineswegs ihrem „Binnenleben" verfallen. Irgendwie verbindet sich zwar mit dem Begriff Autismus immer so etwas wie Isoliertheit, weshalb ja auch der isolierte Introversive, der isolierte kontaktschwache Schizoide, der isolierte Schizophrene autistisch genannt werden. So wenig aber die introversive Isolierung mit der schizophrenen, die auch extravertiert sein kann, zu verwechseln ist, darf die Kontaktschwäche des Schizoiden ohne weiteres dem schizophrenen Autismus gleichgesetzt werden. Der erfahrene Kliniker wußte es schon immer, und seit der intensiv betriebenen Psychotherapie Schizophrener ist es zur allgemeinen Kenntnis gelangt, daß der schizophrene Autist nicht im üblichen Sinn kontaktunfähig ist. Wir müssen deshalb dem schizophrenen Autismus eine Sonderstellung einräumen, auch wenn deren Eigenart vorderhand im Dunkeln bleibt. Wo jedoch mit Autismus bald ein schizophrenes Symptom, bald eine konstitutionelle, psychopathische Eigenschaft bezeichnet wird, sinkt er zur bloßen Benennung aller Formen von Beziehungsstörungen herab.

Trotz seiner Einsicht in die Verschiedenheit der autistisch genannten Daseinsweisen nimmt auch BINDER ein einheitliches autistisches Grundgeschehen an. Er versucht, das Problem des schizoiden Autismus einer Lösung nahe zu führen, und in subtilen psychologischen Analysen gelingt es ihm auch, verschiedene Formen des nichtschizophrenen Autismus herauszuarbeiten. Es fällt jedoch schwer, seinen theoretischen Erklärungen und den daraus sich ergebenden Schlüssen zu folgen.

BINDER unterteilt die Schizoiden in zwei Gruppen. Zu der ersten zählt er jene, die als „Vorstufe" des späteren schizophrenen Prozesses eine Charakterwandlung vom unauffälligen Menschen zum Sonderling durchmachen, in der sich trotz individueller Verschiedenheit die Ausbildung des Autismus vollziehe. Die zweite Gruppe der Schizoiden lasse dagegen jene Vorstufe vermissen, weil es sich bei ihr um von Geburt an autistische Menschen handle. Das besondere Merkmal dieses beiden Gruppen gemeinsamen primären Autismus sieht BINDER im Hinnehmen der autistischen Abwendung von der Mitwelt. Die Betroffenen sollen unter ihrer Isolierung nicht leiden, weil bei ihnen das Bedürfnis nach Gemeinschaft abgenommen habe. Unter sekundärem Autismus versteht BINDER vor allem die Introversion des Neurotikers, der grundsätzlich der Umweltzuwendung fähig sei, diese auch herbeisehne und darunter leide, sein Bedürfnis danach nicht befriedigen zu können. Dieser sekundäre Autismus entwickle sich aus sehr verschiedenen psychologischen Gründen, z. B. als Einengung des Gesichtskreises beim Gelehrten.

Einer Forderung HOFFMANNs nachgehend, versucht BINDER das Wesen des Autismus, der für ihn im Verein mit andern das „schizoide Radikal" bildet, von der Triebpsychologie her zu erklären. Er sieht ihn als eine Störung des Gleichgewichts zwischen dem Selbstbehauptungs- und dem Selbsthingabetrieb, wobei der erste zuungunsten des zweiten die Herrschaft erlange. Da es sich um eine irreversible, biologisch unterlegte Verschiebung im Triebgefüge handle, ergebe sich die Starrheit und Modulationsunfähigkeit des Autismus von selbst.

BERINGER vertritt BINDER gegenüber die Auffassung, der in der Vorstufe befindliche Mensch könne unter seiner Wesensumwandlung, besonders unter dem Wegfall der unmittelbaren zwischenmenschlichen Beziehungen auch leiden. Ferner handle es sich bei dieser Gruppe wohl bereits um prozeßhaft erkrankte Schizophrene, und schließlich scheine auch die Reduktion des Autismus auf das Wechselspiel zweier Triebe nicht geglückt. Es stelle sich die Frage, wie sich danach der Autismus jener Schizoiden erkläre, die einer Selbsthingabe keineswegs unfähig sind, und anderseits gebe es viele Menschen, die von Selbsthingabe nichts wissen und trotzdem nie als autistisch bezeichnet werden können.

Durch seine Theorie wurde BINDER zur Einbeziehung des moralischen Defekts in die Gruppe des Schizoids geführt, womit er sich vereinzelt früheren Autoren anschloß. Als gemeinsamer Nenner und Ausdruck des Autismus galt die Gemütskälte (STAEHELIN). Nach BINDER soll auch der moralisch Defekte an einer autistischen Triebdisharmonie leiden. Mit Nachdruck hat indes WYRSCH jeden Zusammenhang zwischen Schizophrenie und Schizoidie einerseits und moralischem Defekt anderseits verneint: Der moralisch Defekte lebt als Einzelner, weil er keine Selbst- und Fremdwertgefühle besitzt und kein Gewissen hat. Der Schizophrene und Schizoide leidet aber keineswegs an einem Fehlen dieser Gefühle. Er kann sie vielleicht nur nicht äußern oder äußert sie falsch und kann hierunter sogar leiden. Er ist auch nicht gewissenlos; denn nicht selten bilden Gewissensqualen den Hauptinhalt seiner Psychose.

Der Ausdruck moralischer Defekt ist überholt und wird kaum noch gebraucht. An seine Stelle traten die Begriffe des asozialen und gemütsarmen Psychopathen, doch verdienen die Arbeiten von BINDER und STAEHELIN unser historisches Interesse, weil sie zeigen, in welche Verirrungen und Verwirrungen das psychopathologische Denken führen kann, wenn seine begrifflichen Voraussetzungen nicht geklärt sind. Den fehlenden Rapport oder die Gemütskälte als Kriterium des Autismus zu benutzen, führte dazu, tatsächlich jede Form der scheinbaren oder wirklichen Kontaktschwäche autistisch zu heißen, wodurch ein Verständnis des Autismus erschwert wurde. Doch selbst bei einer engen Anlehnung an die Definition EUGEN BLEULERs bieten sich keine Anhaltspunkte, den Gemütsarmen als Autisten zu bezeichnen. Denn dieser hat sich weder von der Wirklichkeit losgelöst, noch überwiegt sein Binnenleben. Der Asoziale kann deshalb ein Einzelner oder Vereinzelter genannt werden, seine Isolierung jedoch wird man nicht eine autistische heißen dürfen.

Im Anschluß an EUGEN BLEULER sah MINKOWSKI schon vor Jahren im Streben als einem zeitlich nach der Zukunft hin gerichteten Erleben die schizoide Grundfunktion. „Insofern ein Mensch strebt, muß er uns als schizoid erscheinen" (zit. nach BINSWANGER, Ideenflucht). In seinem Streben sucht der Schizoide aus sich selbst die Kräfte seines Tuns und Schaffens zu schöpfen und verliert damit den Kontakt mit den andern. Die Schizoidie wird für MINKOWSKI das zu einem Lebensprinzip verabsolutierte ziel- und zukunftsgerichtete Streben. Schon dadurch klafft aber zwischen der „Kontaktstörung" des Schizoiden und dem Autismus des Schizophrenen ein Abgrund, weil der letztere gerade nicht auf eine Zukunft hinstreben kann.

Bei GRUHLE fließt der Autismus als sekundäres Symptom aus der schizophrenen Einsamkeitsgrundstimmung, einem Bewußtsein des Abgesondertseins von der Mitwelt. Dieses Abgesondertsein ist jedoch gerade das, was BLEULER als Autismus bezeichnet, und wir sehen uns nur ausdrücklich vor die Aufgabe gestellt, die schizophrene von den nicht schizophrenen Einsamkeitsgrundstimmungen zu trennen.

BERZE unternimmt als einer der ersten den Versuch, jene Störungen der Zuwendung zur Außenwelt in ihrer inneren Verschiedenartigkeit zu erfassen, indem er die Introversion als Folge des schizophrenen Selbstbeobachtungszwanges vom einstellungsmäßigen Autismus bei inaktiv gewordenen Schizophrenien als Ausdruck einer Verarmung des Geisteslebens unterscheidet. Diese Verarmung führe oft bis zur Beschränktheit auf den Kreis einer einzigen Idee. Der Kranke sei einsam geworden. Seine Tätigkeit auf dem Gebiet der sprachlichen, schriftlichen oder künstlerischen Darstellung entspreche nicht zuvorderst einem Mitteilungsbedürfnis, sondern dem einfachen Entäußerungsdrange. Allein, die Verarmung des Geisteslebens („Aktverarmung", MAYER-GROSS) trifft doch wohl nur auf einen bestimmten Kreis der inaktiven Schizophrenen zu und wird dem schizophrenen Autismus nicht gerecht. Gewiß entspricht mancher versandete und stuporöse Defektschizophrene der Formel BERZES, doch abgesehen von der ungelösten Frage, was die Verarmung des Geisteslebens eigentlich bedeutet, werden gerade die eindrücklichsten autistischen Kranken, die produktiven Wahnbildner, damit nicht erfaßt.

Gegenüber BERZE bilden für VAN DER HOOP Autismus und Introversion denselben Sachverhalt, doch hat dann besonders CARL SCHNEIDER auf die Gefahr einer Übertragung des ursprünglichen Begriffs Autismus auf das gesunde Seelenleben aufmerksam gemacht. Er versuchte, den schizophrenen Autismus von der Versunkenheit des Gelehrten, des Senilen und vom triebmäßigen Autismus des Egozentrischen zu trennen. Ausgehend von der mangelnden Tiefe der schizophrenen Affektivität, der Mattheit des Gemütslebens, die nach seiner Meinung für die Schizophrenie bezeichnend seien, will CARL SCHNEIDER den Autismus nur dann als schizophren gelten lassen, wenn er dieser Mattheit der Affektäußerung entspricht. Der Autismus erscheint auch bei ihm als Selbsteingesponnenheit, Vereinsamung, Entfremdung von der Umwelt, wie er von früheren Autoren beschrieben wurde, eingetaucht lediglich in die Mattheit der Gefühlsäußerungen, weshalb der Begriff auch für CARL SCHNEIDER verschwimmt. Er muß zugeben, daß sich der „Autismus nicht scharf abgrenzen" lasse. Als spätere Folge dieser Stellungnahme und im Gegensatz zu seiner eigenen Warnung setzt sich auch bei ihm der Autismus bis ins gesunde Seelenleben hinein fort, so daß „unter Umständen selbst der Gesunde autistisch erscheinen oder sein" könne. Schließlich bleibt CARL SCHNEIDER nur die Erklärung übrig, einzig die „rücksichtslose, modulationsunfähige, intellektuelle Spielart des Autismus, das Denken ohne Umweltbezug" lasse sich für die Erkennung der Schizophrenie ansprechen.

Mit BERZE, VAN DER HOOP und SCHNEIDER war eine Diskussion entfacht worden, die sich mit den Beziehungen des Autismus zur Introversion beschäftigte, jenem ebenso häufig verwendeten Begriff, der einen ähnlichen Sachverhalt zu meinen schien. EUGEN BLEULER war selber der Ansicht, sein Autismus decke sich zu einem großen Teil mit dem Ausdruck JUNGs, der schreibt:

„Introversion nenne ich die Einwärtswendung der Libido. Damit ist eine negative Beziehung des Subjekts zum Objekt ausgedrückt. Das Interesse bewegt sich nicht zum Objekt, sondern zieht sich davon zurück auf das Subjekt."

Die introvertierten Typen JUNGs scheinen fast eine Vorwegnahme der schizoiden Persönlichkeiten KRETSCHMERs zu sein. Die Verwandtschaft mit dem reizbar-kühlen Schizoiden springt in die Augen, wenn wir bei JUNG vernehmen, daß der Introversive sich zum misanthropischen Junggesellen entwickeln könne, daß er borstig, unnahbar und hochmütig scheine, während die ihm Nächsten seine Intimität aufs höchste schätzen, daß er sich isoliere und einen verstärkten Hang zur Einsamkeit aufweise, daß er kühl und reserviert sei, dabei jedoch Gefühle von leidenschaftlicher Tiefe besitze.

Obgleich die Jungschen Typen eher, im Unterschied zu den starren Konstitutionen KRETSCHMERs, dynamisch im Sinne von menschlichen Verhaltensweisen gedacht sind, wurde nicht nur bei EUGEN BLEULER und VAN DER HOOP, sondern durch viele andere Autoren die Introversion mit der Schizoidie und dem Autismus gleichgesetzt. Sowohl der Schizoide — es bleibe dahingestellt, ob alle Schizoiden — als auch der Introversive weisen als gemeinsames Merkmal jene Realitätsflüchtigkeit auf, die als „Loslösung von der Wirklichkeit" dem Autismus zu entsprechen scheint. Es fragt sich deshalb, ob alle introversiven Menschen schizoid oder autistisch genannt werden sollen. Falls sich herausstellt, daß die nichtschizophrene Realitätsflüchtigkeit vom schizophrenen Autismus durch wesensmäßige Unterschiede getrennt ist, könnte manche Unklarheit vermieden werden, wenn der Autismus der Schizophrenie vorbehalten bliebe, und andere Formen der Realitätsabkehr oder der Kontaktschwäche mit einem entsprechenden Beiwort, schizoid, introversiv, neurotisch usw. versehen würden, wie es bei der Psychopathie üblich ist.

Unter den vielen nichtschizophrenen Realitätsflüchtigen sollen die zwei Typen des „Träumers" und des „Denkers", beide häufig als schizoid oder autistisch bezeichnet, ins Auge gefaßt werden. Daß hier bereits tiefere Unterschiede vorliegen, ergibt sich schon aus dem äußeren Aspekt. Der Ausdruck des Träumers ist gelöst, vage, zerfließend, der Denker dagegen zeigt sich ernst, gesammelt, gleichsam auf einen Punkt hin konzentriert. Das Überwiegen der Innerlichkeit, wodurch Mit- und Umwelt als Störungsfaktoren in den Hintergrund treten, ist wohl beiden gemeinsam. Das träumerische Dasein gestaltet sich bei oft herabgesetzter Bewußtseinsklarheit als ein Versunkensein an den Strom der wortlosen, anschaulichen inneren Bilder, deren relative Ich-Ferne und mangelnder immanenter Gegenstandsbezug (Intentionalität) KUNZ betonte. Das folgerichtige Denken dagegen besteht in ich-nah erlebten, wortgebundenen intentionalen Aktvollzügen, in einem Tun (BINSWANGER). Beide Welten kommen nicht rein vor. Auch das „Phantasieren" wird mit intentionalen Akten durchsetzt, so daß sich die Welt des Träumers als ein sehnsüchtiges, freudiges oder schmerzliches Erinnern und Wünschen, zeitlich ausgedrückt als ein Vergegenwärtigen des Vergangenen oder Zukünftigen darstellt. Anderseits liegen dem noch so unanschaulichen Denkakt Phantasmen zugrunde, die z. B. als vorausgeahnte oder gewünschte Ziele einer Denkaufgabe wirken. Zwischen den beiden als Grenzformen gewählten introvertierten Haltungen besteht ein fließendes Ineinanderübergehen, wie auch kaum zu bezweifeln ist, daß vom introvertierten zum extravertierten Dasein der Übergang kontinuierlich und ohne feste Grenzen ist.

Die Welt eines jeden Menschen, ob introversiv oder extravertiert, stellt sich als eine Verweisungsganzheit (HEIDEGGER) dar, das heißt, jeder Gegenstand verweist auf andere, die Schreibfeder aufs Papier, auf den Schreibtisch, auf die Studierstube. In diesen Verweisungen konstituiert sich die Welt. Kein Ding ist isoliert vorhanden, sondern stets als „Ding zum...", Ding zum Schreiben, zum Studieren usw. Ein Gegenstand wird gesehen „im Hinblick auf..." (STAIGER). Eine Feder vom Schreiber im Hinblick auf ihre Verwendbarkeit zum Schreiben, vom spielenden Kind im Hinblick auf ihre Zerlegbarkeit, von der Putzfrau im Hinblick auf ihre ordentliche Lage auf dem Schreibtisch. Der Wald wird vom Jäger im Hinblick auf seinen Wildreichtum gesehen, vom Förster im Hinblick auf den Baumbestand, vom Ruhebedürftigen im Hinblick auf die erbauliche Stille. Dieser „Hinblick auf...", der gegeben sein muß, damit überhaupt etwas gesehen werden kann, gründet in der Innerlichkeit des Menschen und weist auf die „kosmogonische Kraft der Phantasie" (KUNZ) beim Menschen hin.

Ein Unterschied zwischen dem realitätsflüchtigen und dem realitätszugewandten Menschen liegt darin, daß beim ersten die inneren Bilder oder unanschaulichen Gedanken die Verweisungsganzheiten und Sinnzusammenhänge übernehmen, während diese Rolle beim Extravertierten den realen Gegenständen zugedacht ist. Je nach der Häufigkeit der Durchbrüche seiner Innerlichkeit wird man einen Menschen als introversiv oder extravertiert bezeichnen. Im allgemeinen besitzt der Mensch die Fähigkeit, sowohl introversiv als auch extravertiert zu erleben, und zwischen den beiden Extremfällen bestehende fließende Übergänge. Ein mehr oder weniger weiter Erlebnistypus gehört zur Norm des Menschen, wogegen die starre Festlegung auf die eine oder andere Daseinsweise bereits eine Einengung seiner Möglichkeiten bedeutet. In diesem Zusammenhang sei an RORSCHACH erinnert, der in seiner Psychodiagnostik den Erlebnistypus experimentell untersuchte.

Bei der Introversion, sei sie nun eine fixierte Eigenschaft oder nur eine vorübergehende „Einwärtswendung", trifft die ursprüngliche Definition des Autismus den Sachverhalt recht genau, wenn unter Wirklichkeit die Mit- und Umwelt, und unter Binnenleben die Innerlichkeit des Menschen verstanden werden. Doch fragt es sich, ob diese Introversion gleichbedeutend sei mit dem, was bei der Schizophrenie Autismus genannt wird. Unter Schizophrenen finden sich alle Typen der Charakterologie, die prämorbide Persönlichkeit läßt sich durch die psychotischen Symptome hindurch mehr oder weniger deutlich erkennen. Unabhängig davon wird der extravertierte Hebephrene und der introvertierte Katatone oder Paranoide als autistisch bezeichnet, besonders wenn er jene „schizophrene Atmosphäre" um sich verbreitet oder ein „Praecoxgefühl" (RÜMKE) in uns erweckt, das dem Kundigen vor jeder begrifflichen Auseinanderlegung der Symptome intuitiv die Diagnose sichert (WYRSCH). Introversion und schizophrener Autismus können also nicht ein und dasselbe, nur in verschieden starker Ausprägung, sein. Es wäre sonst auch schwer zu verstehen, warum der Gesunde so ratlos vor der schizophrenen Unzugänglichkeit steht, während er der introversiven Versunkenheit gegenüber stets die Möglichkeit des unmittelbaren Einfühlens besitzt.

2. Der phänomenologische Ansatz

Die bisher angeführten Arbeiten zeigen, daß die Psychopathologie im herkömmlichen Sinn die Frage nach dem Wesen des Autismus nicht zu beantworten vermag, ungeachtet der häufigen Verwendung des Begriffs. Es bedarf dazu einer grundsätzlich anderen Betrachtungsweise, die von der Phänomenologie beeinflußt, fast gleichzeitig mit den psychopathologischen Untersuchungen einsetzte, um später immer mehr Raum zu gewinnen und in der Daseinsanalyse ihren vorläufigen Höhepunkt zu erreichen.

SCHWENNINGER geht von der Phänomenologie PFÄNDERs aus. Er unterscheidet mit diesem Einigungen und Sonderungen, die das Vertrautsein beeinflussen. In der Schizophrenie soll eine Lockerung bis Aufhebung dieser Einigungen und Sonderungen stattfinden, wodurch eine Einfühlung in fremde Menschen verunmöglicht und alles tot und unlebendig werde. Dazu trete ein Verlust des Wertsinns, der Initiative, ein Entgleiten der sachlichen Leitfaden im Denken und schließlich als positives Phänomen der „Reiz des Unsinns". Obwohl dieser Ansatz einen Fortschritt gegenüber den festgefahrenen psychopathologischen Arbeiten bedeutet, bleibt die Frage bestehen, was die Aufhebung der Einigungen und Sonderungen in der Schizophrenie im Grunde ist.

Von BERGSON herkommend, gelingt es MINKOWSKI wohl als erstem, einen wichtigen Schritt über EUGEN BLEULER hinaus zu tun. Er zeigt einen neuen Weg durch seine Unterscheidung von „autisme riche" und „autisme pauvre", die beide eine gemeinsame Wurzel in der „perte du sens de la réalité" besäßen. Unter „autisme riche" wird jener Kontaktverlust mit der Wirklichkeit verstanden, wie er sich als Introversion beispielsweise im Traum manifestiere. Im „autisme pauvre" dagegen zerbreche oder erschöpfe sich der „élan personnel" in einer extravertierten „activité autiste". In ihm soll sich die schizophrene Störung in reiner Form zeigen, wogegen der „autisme riche" das noch Lebendige und Normale des Kranken anzeige. MINKOWSKI führt den Verlust des Wirklichkeitskontaktes und damit den Autismus auf die Zeitstörung des Schizophrenen zurück, die als Erstarrung der gelebten Zeit die Grundstörung der Schizophrenie überhaupt darstelle.

Später hat sich HANS KÜHN, gestützt auf die Sympathielehre SCHELERS, um den Autismus bemüht. Es gelingt ihm, den Unterschied zwischen schizophrenem Autismus und sogenanntem Autismus des Psychopathen herauszuarbeiten. Wie der Gesunde könne sich auch der Schizophrene von der Außenwelt abwenden, was besonders unter dem dramatischen Krankheitsgeschehen bei akuten Psychosen der Fall sei. Diese oft überspitzte Introversion habe aber mit dem Autismus der schizophrenen Endzustände nichts gemein, der auf einer Verkümmerung des intentional-kognitiven Sympathiefühlens beruhe. Der Psychopath, wie der bloß Introversive, sei immer noch Mensch unter Menschen, so gesellschaftsfeindlich und extravagant er sich immer benehme. Der autistische Endzustand dagegen wisse von seiner Einsamkeit nichts. Er könne, wie der extravertierte Hebephrene, noch so betriebsam und nach außen aktiv sein, im Grunde bleibe er allein. „Kann man das Verhältnis des Gesunden zu seiner sozialen Umwelt als ein Miteinanderleben, das des Psychopathen als ein Gegeneinanderleben bestimmen, so kann man die Beziehungen des Schizophrenen zur Gesellschaft als ein Nebeneinanderleben charakterisieren." KÜHN spricht hier einen wichtigen Sachverhalt aus, durch den noch einmal die wahllose Verwendung des Autismus für die Bezeichnung der verschiedensten Daseinsformen sich als begriffliche Unklarheit erweist. Was freilich bei Kühn fehlt, ist die Beantwortung der Frage, wie die Welt des Kranken, der an einer Verkümmerung des intentional-kognitiven Sympathiefühlens leidet, beschaffen ist.

Aus den letzten Jahren sind wenige Arbeiten zu nennen, die sich ausdrücklich mit dem Autismus beschäftigen. Freilich ist zu beachten, daß die in immer stärkerem Maße betriebenen soziologischen Forschungen und psychotherapeutischen Bemühungen, wenn auch unausgesprochen, den schizophrenen Autismus einbeziehen. Durch die meist analytisch orientierte Psychotherapie der Psychosen wurde die Aufmerksamkeit auf die frühe Kindheit der Kranken gelenkt. Besonders die amerikanische Psychiatrie findet häufig bei Kindern psychische Schäden, die als schizophren bezeichnet werden, wobei die „Störung des mitmenschlichen Kontaktes" als zentrale Erscheinung der Schizophrenie im Kindesalter angesehen und in Zusammenhang mit dem Fehlen eines adäquaten mitmenschlichen Angenommenwerdens gebracht wird (G. BENEDETTI, M. BLEULER, H. KIND und F. MILKE).

Es ist darum vielleicht kein Zufall, wenn die letzte größere Arbeit über den Autismus aus der Kinderpsychiatrie stammt. BOSCH untersucht in einer klinischen und phänomenologisch-anthropologischen Studie den frühkindlichen Autismus. Am „Leitfaden der Sprache" verfolgt er die Konstitution der „Begegnungsstruktur", doch faßt er den Begriff Autismus, darin EUGEN BLEULER und den Hauptströmungen der klinischen Psychiatrie folgend, in einem weiten Sinne auf, der auch nicht krankhaftes Verhalten einschließt. Vor allem von HUSSERL ausgehend gelingt es BOSCH, das naturwissenschaftliche Modell des „beseelten Leibes" und damit den Begriff des „Binnenlebens" als Konstruktionen zu sehen, die einen adäquaten Zugang zum Autismus verhindern. Nach BOSCH scheitert das autistische Kind „an dem Zugang zum Bereiche der Begegnung", es leidet an einer verzögerten oder ausbleibenden Konstitution der eigenen und gemeinsamen Welt.

3. Der Autismus in der Daseinsanalyse

Von wenigen phänomenologisch orientierten Arbeiten abgesehen, hinterlassen alle bisher geschilderten Versuche, dem Begriff Autismus näher zu kommen, den Eindruck, EUGEN BLEULER habe von Anfang an das Wesentliche gesagt und seine Nachfolger seien kaum weitergekommen, sondern hätten im Gegenteil das Problem in eine unübersichtliche Wirrnis geführt. Ein derartiges Versagen der psychopathologischen Forschung muß am Gegenstand liegen. Der Autismus entzieht sich offenbar einer näheren Bestimmbarkeit, wenn mit der üblichen klinisch-psychiatrischen Fragestellung an ihn herangetreten wird. Der Grund liegt wohl darin, daß EUGEN BLEULER intuitiv einen Sachverhalt sah, der eine bestimmte menschliche Existenzweise bezeichnet [1]. Es ist deshalb unmöglich, den Autismus mit den in der Psychopathologie üblichen „kategorialen" Begriffen hinreichend zu erfassen. Er muß „existenziell" gesehen werden, wozu es der grundsätzlich anderen Methode der Daseinsanalyse bedarf. Diese ist das Werk LUDWIG BINSWANGERS, auf dessen Arbeiten wir verweisen müssen. Einen Überblick über den heutigen Stand der daseinsanalytischen Forschung vermittelt ROLAND KUHN.

---

[1] Wir teilen deshalb die Meinung von MÜLLER-SUUR (zit. nach G. JRLE) nicht, wonach der Autismus ein Symptom 1. Ranges im Sinne von KURT SCHNEIDER (Klinische Psychopathologie) sei. Es handelt sich beim Autismus gerade nicht um ein Symptom im klinischen Sinn.

In seinen Schizophrenieanalysen hat BINSWANGER das Verfallen des Kranken an die Welt herausgearbeitet. Der Schizophrene verfällt der Welt, er verinnerlicht also nicht, sondern verweltlicht. Die Welt rückt ihm auf den Leib, weshalb BINSWANGER einmal den schizophrenen Autismus als Rückzug zur Deckungssuche von dieser allzu nahen, gefahrdrohenden Welt bezeichnet. Dadurch scheint der Autismus zu einem reaktiven Geschehen zu werden und wiederum in die Nähe jener Abwendungen von der Um- und Mitwelt zu rücken, wie sie beim introversiven Verhalten beobachtet werden. Obwohl BINSWANGER den Begriff des Autismus einmal als „wissenschaftlich fast unbrauchbar geworden" bezeichnet, weil er „bald daseinsanalytisch, bald psychopathologisch oder psychoanalytisch gemeint" sei, geht es ihm in seinen „drei Formen mißglückten Daseins", der Verstiegenheit, Verschrobenheit und Manieriertheit, in ausdrücklicher Weise um den Autismus, und zwar um die „Auflösung nämlich des starren Begriffs des Autismus als des schizophrenen Kardinalsymptoms durch seine Rückverwandlung in den Fluß des Geschehens des menschlichen Daseins".

In der Einleitung zu seinen Schizophrenieanalysen wird als der grundlegende Begriff für das Verständnis der als schizophren bezeichneten Daseinsverläufe von BINSWANGER „das Auseinanderbrechen der Konsequenz der natürlichen Erfahrung", ihre „Inkonsequenz" herausgearbeitet. Als zweiter konstitutiver Begriff ergab sich dann die „Aufspaltung der Inkonsequenz der Erfahrung in eine Alternative", in ein starres Entweder-Oder. Der dritte konstitutive Begriff ist derjenige der „Deckung", worunter BINSWANGER die „sisyphusartigen Versuche zur Verdeckung der abgewehrten, unerträglichen Seite der Alternative zum Zwecke der Stützung der Herrschaft des verstiegenen Ideals" versteht. Daraus folgt schließlich der Begriff des „Aufgeriebenwerdens des Daseins", in dem „Resignieren oder dem Verzicht auf die antinomische Problematik überhaupt in Form des Rückzugs des Daseinsvollzugs".

Die in seinem Werk verstreuten Bemerkungen BINSWANGERS zeigen, daß für ihn der daseinsanalytische Autismus mit den grundlegenden Begriffen der schizophrenen Daseinsweise zusammenfällt. Der Autismus zeigt sich somit auch hier als wesensverschieden von anderen realitätsflüchtigen Haltungen.

Wir werden später auf die jetzt nur stichwortartig erwähnten Ergebnisse der Daseinsanalyse näher eingehen, doch zeigt der geschichtliche Überblick, daß erst durch sie der schillernde Ausdruck Autismus einer Erklärung und Abgrenzung zugänglich wurde. Allein, auch heute noch wird der Autismus meist wahllos der Kontaktschwäche gleichgesetzt und dient zur Kennzeichnung verschiedenartiger Daseinsweisen vom Bereich des Gesunden bis zum Psychotischen, wenn sie nur das allgemeine, viel und dadurch nichtssagende Merkmal der Kontaktgestörtheit aufweisen. Von BINSWANGER erfahren wir aber, daß der schizophrene Autismus als Ausdruck der psychotischen Seinsweise eine „viel tiefer liegende Abwandlung der Zeitigung des Daseins" ist, durch die auch die Kommunikation gestört wird. Deshalb sollte, wie schon gesagt, jede „Kontaktschwäche" näher bezeichnet werden, der Autismus aber der einmaligen, mit nichts anderem verwandten Vereinzelung eines Menschen in der Schizophrenie vorbehalten bleiben. Bei einer solchen strikten Anwendung würde der Begriff, der sich aus dem psychiatrischen Sprachschatz nicht mehr wegdenken läßt, von neuem wissenschaftlich brauchbar. Gerade weil wir der Schizophrenie gegenüber unsicher geworden sind und heute weniger denn je wissen, um was es sich dabei handelt, empfiehlt es sich, eine solche „Anstrengung des Begriffs" zu unternehmen.

II. Drei Krankengeschichten

Nur auf Grund von Erfahrungen an kranken Menschen gelangen wir zu einer Anschauung dessen, was gerafft und gekürzt in dem einen Wort Autismus ausgedrückt wird. Im Folgenden wird über drei Schizophrene berichtet, die in klinischer Hinsicht nichts Neues bieten, weshalb psychopathologische Fragen, abgesehen von wenigen kurzen Hinweisen, uns nicht beschäftigen werden. Wir benutzen nur das Material, das in monatelangem Umgang mit den Kranken selber gewonnen wurde, wobei die meist wörtlichen Äußerungen der Kranken durchaus im Mittelpunkt stehen. Doch wollen wir uns hüten, in die Krankengeschichten theoretische Überlegungen hineinzutragen, in der Hoffnung, durch eine möglichst unvoreingenommene Haltung unserer Frage nach dem Autismus näher zu kommen.

1. Der Fall Maria Bader

a) Lebensgeschichte

Dieser erste kasuistische Beitrag ist die Geschichte einer schizophrenen Mörderin. Maria Bader stammt aus einer armen, kinderreichen Familie. Sie wurde als Tochter eines Zimmermanns in einem kleinen Bergdorf geboren und wuchs in einfachen, oft knappen Verhältnissen heran, doch kannte sie nichts anderes und war zufrieden. Ihre Kindheit wäre sorglos und glücklich gewesen, wenn nicht die Trunksucht des Vaters zu häufigen Trübungen der häuslichen Eintracht geführt hätte. Maria hing gleichwohl mit großer Liebe an ihrem elterlichen Heim. Sie vermochte kaum, und wäre es nur für wenige Stunden gewesen, sich von zu Hause zu trennen. Deshalb besuchte das Mädchen die Schule nicht gerne, obgleich sie dem Unterricht ohne Mühe folgen konnte und eine gute Schülerin war. Im übrigen galt sie als stilles, eher scheues Kind, das alles schwer nahm und rasch weinte. Besonders den Geschwistern gegenüber legte sie bei aller Zuneigung eine große Empfindlichkeit an den Tag. Als sie jedoch dreizehn Jahre alt war und ihre jüngste Schwester zur Welt kam, nahm sich Maria der Kleinen wie eine Mutter an. Sie pflegte und betreute sie aufs Beste und fühlte bereits damals, daß einst ihr eigenes Glück in einem reichen Kindersegen bestünde.

Nach der Schulentlassung mußte Maria in die Fremde ziehen, um ihr Brot zu verdienen. Dieser erste Abschied vom Elternhaus fiel ihr schwer. Stundenlang weinte sie des abends vor Heimweh im Zimmer der Pension, wo sie als Hausangestellte arbeitete. Sie litt nicht nur unter der Trennung von zu Hause, sondern auch die Arbeit als Zimmermädchen gefiel ihr nicht. Es waren stets zu viele fremde Menschen um sie herum, und sie sehnte sich nach einer kleinen, vertrauten Umgebung. Maria liebte die stille Natur, Felder und Wälder, wo sie sich gerne vagen, sehnsüchtigen Stimmungen hingab. Lärm und Betrieb bereiteten ihr Unbehagen und sie wich ihnen aus. Zu ihrem Schreck begann sie damals am erwachenden Geschlechtstrieb zu leiden. Unter Selbstvorwürfen und Gewissensqualen erlag sie der Onanie, wobei sie sich in unklaren Vorstellungen von männlichen Geschlechtsteilen erging. Davon wußte natürlich niemand. Maria lebte still, brav und zurückgezogen, wie es ihre Art war, und man schätzte sie überall wegen ihrer Zuverlässigkeit und ihres Fleißes.

So vergingen einige Jahre, und Maria hielt sich nur noch während der Ferien zu Hause auf. Als sie zwanzig Jahre zählte, befreundete sie sich mit dem Portier des Hotels, wo sie gerade in Stellung war. Er versprach ihr die Heirat, worauf es zu den ersten sexuellen Beziehungen des Mädchens kam, die ihr keine Freude bereiteten, sondern zu einer Gewissenslast wurden. Bald darauf brach der Mann kurzerhand die Freundschaft ab, und Maria kehrte schuldbeladen nach Hause zurück. Nur langsam erholte sie sich von der Enttäuschung und Demütigung, die sie erlitten hatte. Sie brachte es nicht mehr über sich, in den ohnehin verhaßten Gaststätten zu arbeiten und floh auch die Berge, um in der Ostschweiz verschiedene Stellen als Dienstmädchen in kleineren Familien zu versehen. Zu dieser Zeit besuchte sie einmal die Passionsspiele in Selzach. Mit nicht geringem Schrecken erlebte sie dort, daß ihr der schöne, starke Teufel weit besser gefiel, als der schwach und kränklich aussehende Heiland.

Bald darauf verliebte sich Maria von neuem. Ihr Freund war ein kräftiger, robuster Metzgerbursche, dessen fröhlich unbekümmertes Wesen ihr gefiel. Nach langem Drängen des Mannes kam es auch mit ihm zu sexuellem Verkehr und Maria wurde schwanger. Sie dachte nichts anderes, als daß sie nun heiraten werde, doch der Bursche hieß sie gegen ihren Willen, sich illegal abtreiben zu lassen, ansonst er sie nicht zur Frau nehme. Um ihn nicht zu verlieren, willfahrte sie schließlich dem Wunsche des Mannes, der damit nur sein Ziel, wieder frei zu sein, erreichte und das Mädchen im Stich ließ. Diese zweite Liebesenttäuschung, verbunden diesmal nicht nur mit Selbstvorwürfen wegen der sexuellen Beziehungen, sondern vor allem wegen der Abtreibung, bewirkte eine depressive Verstimmung, die zu deutlichen Suicidgedanken führte. Maria hielt jedoch stand. In der Nähe des untreuen Freundes konnte sie aber nicht länger bleiben und sie meldete sich auf ein Inserat hin als Haushälterin auf einen Bauernhof im Seeland, der von zwei ledigen Brüdern bewirtschaftet wurde. Bald war sie überzeugt, daß die bäuerliche Arbeit in Haus und Stall, auf Feld und Acker die einzige, ihr wirklich entsprechende Tätigkeit sei. Sie verwuchs immer mehr mit dem Hof, dessen Gedeihen ihr am Herzen lag, als ob er ihr Besitz wäre. Volle neun Jahre half sie den beiden Brüdern getreulich. Sie verstand sich gut mit ihnen und wurde schließlich als zur Familie gehörig betrachtet. Maria gab auch während all den langen Jahren die Hoffnung nie auf, eines Tages den stillen, rechtschaffenen Werner, den jüngeren ihrer zwei Brotgeber, heiraten zu können. Als sie siebenunddreißig Jahre alt war, verehelichte sich der ältere Bruder Hans und zog auf den Hof seiner Frau in die Ostschweiz. Dieses Ereignis gab Werner den Anlaß, seinerseits um Maria anzuhalten, und im Herbst des gleichen Jahres fand die Hochzeit statt.

Äußerlich gestaltete sich die Ehe glücklich, und Maria glaubte anfangs selber daran, obgleich sie unbefriedigt blieb. Ihr Mann erwies sich als sexuell gleichgültig und kam nie aus freien Stücken zu ihr. Wenn sie ihn einmal, gegen ihren Stolz und ihre Scham, zu sich bat, fühlte sie nichts als Schmerzen und qualvolle Spannungen. Zu ihrem großen Kummer blieb die Ehe auch kinderlos. Maria stürzte sich in ihre Arbeit als Bäuerin, bei der sie für ihre ehelichen Enttäuschungen Ersatz fand. Mit viel Fleiß und Sparsamkeit hatte sich die Frau in früheren Jahren eine schöne Aussteuer erarbeitet, und es erfüllte sie stets mit großer Freude, die vollen Schränke mit sauberer Wäsche zu betrachten. Sie liebte überhaupt ihre hausfraulichen Pflichten, kochte und putzte mit Hingabe, arbeitete freudig auf dem Feld, sparte und legte Vorräte an und trug, wo sie konnte, zum Gedeihen des Hofes bei. Größtes Glück und Wohlbehagen empfand sie beim Anblick reicher Ernten und gefüllter Scheunen. Besitz und Eigentum wurden zu ihren höchsten Werten.

Der Hof verlangte jedoch viel. Die Arbeit wurde für Maria und ihren Mann zu schwer, weshalb Hans mit seiner Frau nach zwei Jahren aus der Ostschweiz zurückkehrte, um daheim zu helfen. Zwischen den beiden Ehepaaren entwickelte sich bald eine gespannte Stimmung, und es kam öfters zum Streit, weil jeder der Brüder nach dem Alleinbesitz des Hofes zu trachten schien. Bevor es zu einer Entscheidung kam, erkrankte Werner, der Ehemann Marias, an einer akuten Katatonie und starb einige Tage darauf in einer Klinik.

Maria selber, die ihrer Umgebung bereits seit Wochen wegen eines gehetzten, unruhigen Wesens aufgefallen war, stand ohne Rührung stumm und steif am Grabe des Mannes, um plötzlich befremdend und unheimlich aufzulachen. Sie fing an, verworrene, unverständliche Sätze zu murmeln, und bald konnte kein Zweifel mehr bestehen, daß die Frau ihrerseits geisteskrank war. Auf Drängen ihrer Angehörigen siedelte Maria zu ihren alten Eltern in das heimatliche Bergdorf über, wo sie der gebrechlichen, tuberkulosekranken Mutter in der Haushaltung mithalf. Obgleich sie diese Arbeit recht gut besorgte, wurden ihre Reden immer unverständlicher und ihr Gebaren fremdartiger. Die Eltern nahmen Rücksicht auf sie und behandelten die Tochter wie ein krankes, unverständiges Kind. Maria galt bald als etwas launische, aber harmlose Irre. So verstrich einige Zeit, dann geschah es plötzlich, daß die Kranke bei der Betreuung der Mutter der alten Frau ein Kissen aufs Gesicht drückte und sie erstickte. Sie richtete hierauf die Tote säuberlich her und rief dem Vater, sie habe es jetzt, da es ohnehin habe sein müssen, endlich getan. Maria blieb dabei ruhig und zeigte nicht die geringsten Anzeichen von Reue. Beim Eintreffen der Polizei hielt sie die Bibel in der Hand und erklärte lächelnd, sie habe ja schon lange den Befehl erhalten, die Mutter umzubringen.

b) Vom Inhalt der Psychose

Der Muttermord Marias wirkt vorerst als eine unverständliche schizophrene Impulshandlung. Die Äußerungen der Kranken lassen nur vermuten, daß die Tat offenbar auf Grund von Halluzinationen oder Wahnideen geschah. Während ihres Aufenthaltes in der Klinik, wohin Maria sogleich nach Entdeckung des Mordes verbracht wurde, berichtete sie jedoch eingehend über ihre psychotischen Erlebnisse. An Hand dieses hier wörtlich niedergelegten, im Verlaufe vieler Monate gewonnenen Materials läßt sich eine teilweise Erhellung der Tat und ihrer Vorgeschichte gewinnen.

Maria empfand die Rückkehr ihres Schwagers und dessen Frau auf den Hof als eine Bedrohung, und zwar vorderhand als eine Bedrohung ihres Besitzes. Sie kam auch mit der Schwägerin, die das Regiment an sich zu reißen wußte, nicht gut aus. Was ihr Eigentum zu sein schien, darüber verfügten bald die andern. Maria glaubte die Absicht der Verwandten, sie und ihren Mann vom Hofe zu vertreiben, erraten zu haben. Deshalb drängte sie ihren Mann, seinerseits dafür zu sorgen, daß der Bruder wegziehe. Doch der Mann zauderte. Er rief zwar den bäuerlichen Rechtsschutz an, wußte sich aber dort nicht durchzusetzen, und für Maria war der Hof bereits verloren. Sie glaubte sich in Gefahr und erkannte, daß es nicht genüge, dem Mann eine rechte Frau zu sein. Es kam vielmehr darauf an, keine Geheimnisse voreinander zu haben, weshalb sie ihm ihre frühere Abtreibung gestand. Zur Strafe dafür, so erlebte es Maria, wollte der Mann nun den Hof nicht mehr für sich allein behalten, sondern mit dem Bruder teilen oder gar ihm überlassen. Damit aber gingen er und die Kranke vom rechten Weg ab, und das Unheil nahm seinen Lauf. Weil ihr Mann den Bruder nicht vom Hof verjagt hatte, waren sie vom Rechtsschutz zurückgetreten und damit vom rechten Weg abgegangen. Am Ostermontag kam ein Unbekannter zu ihr und begehrte zu essen. Sie erkannte erst nach seinem Fortgehen, daß er vom Rechtsschutz gewesen sein mußte und ihr helfen wollte. Zur Strafe dafür, daß sie sich nicht helfen ließ und der Schwager auf dem Hof blieb, sie und ihr Mann dadurch vom rechten Glauben und vom rechten Weg abgegangen waren, brachte der Unbekannte alles von ihr an die Öffentlichkeit. Von nun an wußte alle Welt das Geheimste aus ihrem Leben. Maria las es in der Zeitung, hörte es am Radio, merkte es den Leuten an. Alles wurde ihr fremd und unheimlich. Sie war in einer Lage, in der sie überall anstieß. Der Teufel bekam Macht über sie, das Leben fing an zu stinken.

Kurze Zeit darauf las Maria in der Zeitung, das Militär wisse, daß sie ihre Mutter töten müsse. Es war das ein Befehl, gegen den sie sich lange sträubte. Dann kamen noch weitere seltsame Erlebnisse hinzu. Während der Ernte glaubte sie, die Getreidehalme seien Menschen. Sie sah wohl, daß es Getreide war, doch stellte es gleichzeitig Menschen dar, Väter, Mütter und Kinder. Bald übertrug sich dieser Wahn auf Gemüse und Obst. Es war schrecklich für Maria, die kaum noch zu kochen vermochte. Schließlich war auch in jedem Ei ein Mensch, und die Frau getraute sich fast nichts mehr zu essen. Das alles kam, so glaubte sie, vom Teufel, um alles zu verderben, weil sie, wie sie immer wieder betonte, vom rechten Weg und Glauben abgewichen war.

Bis dahin hatte sich Maria nicht stark um religiöse Fragen gekümmert. Sie war, einer Konvention folgend, regelmäßig zur Kirche gegangen, doch nun fing sie die Bibel aufmerksam zu lesen an. Dort stand alles, wie es kommen sollte. Wenn sie danach auf dem rechten Weg geblieben wäre, das heißt, den Hof behalten und den Schwager vertrieben hätte, wäre nie der Befehl an sie ergangen, die Mutter umbringen zu müssen. Jetzt verlangte Gott diese Tat von ihr, um ihre Liebe zu ihm unter Beweis zu stellen. Der Befehl Gottes kam ihr durch das Militär zu, weil doch das Militär das Land und den Boden beschütze. Maria las auch in der Bibel, sie werde, wenn sie die Mutter nicht umbringe, eine Erzhure. Ursprünglich hieß es, sie müsse die Tat im Monat November vollbringen, zur Zeit, da die Blätter fallen, doch fand sie, weil sie noch nicht richtig glaubte, die Kraft dazu nicht. Anderseits wußte sie auch und empfand darob entsetzliche Angst, daß etwas Furchtbares geschähe und alle Menschen in die Hölle kämen, wenn sie den Befehl nicht vollstreckte. Die Leute sprachen von ihr, sie wolle alles einsacken und alles an sich reißen, sie sei geizig und habgierig.

In dieser Zeit erkrankte der Mann und starb. Die Strafe Gottes traf ihn furchtbar, während ihr, Maria, noch einmal geholfen wurde, indem sie nun in die Nähe der todgeweihten Mutter kam. Doch vermochte sie sich lange nicht zur Tat aufzuraffen. Sie verpaßte den richtigen Zeitpunkt und wußte, wenn sie im November die Mutter getötet hätte, so würde sie dies mit dem eigenen Leben gebüßt haben dürfen. Die Soldaten wären gekommen und hätten sie getötet, und zwar verbrannt. Der Weltuntergang wäre gekommen und das Jüngste Gericht. Alle Toten wären auferstanden, und das Ganze, das Gute da gewesen. Alles hätte neu begonnen werden können, wie es in dem Lied, das Maria gern zitierte, heißt: „Allein das Weizenkorn, bevor es fruchtbar sprießt empor zum Licht, muß sterben in der Erde Schoß, zuvor vom eigenen Wesen los." Wenn sie dagegen die Mutter überhaupt nicht getötet hätte, wären fremde, nicht eigene Soldaten gekommen und hätten sie erhängt. Sie wollte aber nicht den Vögeln zum Fraß in der Luft hangen.

Maria hat den göttlichen Befehl ausgeführt und die Mutter umgebracht, jedoch zu spät. Der erhoffte Erfolg blieb deshalb aus, das Jüngste Gericht kam nicht, und der Neubeginn trat nicht ein. Die Mörderin selber wurde nicht verbrannt, sondern in die

Anstalt verbracht. Obgleich sich Maria lange gegen die Tat zur Wehr gesetzt hatte, war ihr doch der Befehl, die Mutter umzubringen, als eine Art Erleichterung und Erlösung erschienen, und ihre frühere Angst war weitgehend verschwunden. Nun aber, als der Mißerfolg nicht mehr bezweifelt werden konnte, trat die alte Angst und Unruhe von neuem auf. Nicht daß Maria ob der begangenen Tat Reue empfunden hätte. Einzig den verpaßten Termin rechnete sie sich als Schuld an und sie wußte, daß jetzt nichts mehr einen Wert hatte. Alles gehe jetzt weiter zurück, und in die Welt sei ein Chaos eingebrochen. Der Umgang mit den Menschen war für sie zum steten Kampf geworden, und sie sollte eigentlich mit niemandem mehr in Berührung kommen. Alles mußte ihr jetzt noch genommen werden, nachdem es eine Zeitlang aussah, als ob sie alles an sich reißen wolle, Reichtümer und Geld. Sie fand keine Ruhe mehr, und es war schauderhaft für sie zu denken, jetzt müsse sie ewig in der Hölle sein. Sie erkannte, daß sie immer im Kreise herumgehe und alles zu spät mache.

In diesem Zustand verharrte Maria. Klinisch handelte es sich bei der Kranken schon zur Zeit der Internierung um ein chronisch wirkendes Paranoid. Sie glaubte von Anfang an, daß wir bereits alles über sie wüßten und es deshalb nutzlos sei, wenn sie uns weitere Auskunft erteile. Über harmlose Fragen konnte man sich mit der Kranken geordnet und mühelos unterhalten, doch wurde sie sofort gespannt, mißtrauisch und zerfahren, wenn das Gespräch auf den Inhalt ihrer Psychose kam. Es zeigte sich, daß Maria unverbrüchlich an ihren Wahnideen festhielt, während das Vorkommen von Halluzinationen nur vermutet werden konnte. Stimmungsmäßig befand sich die Kranke meist in einer depressiven, angstvollen, oft unruhig gehetzten und gereizten Verfassung.

c) Die Welt der Maria Bader

Wie sich in jedem Gesicht die wesenhaft menschlichen Züge zum einmaligen Antlitz formen, steht auch das Dasein eines Menschen unter einem ordnenden Prinzip, durch das seine individuelle Gestalt sich bildet. Wenn wir deshalb eine, freilich fragmentarische Kenntnis der Welt Maria Baders erhalten wollen, muß das ihr eigene Ordnungsprinzip in unsern Blick kommen. Der Begriff „Welt" ist daseinsanalytisch als „Welt" des In-der-Welt-Seins gemeint. Wir begnügen uns mit diesem Hinweis, ohne die darinliegende, philosophische Problematik jetzt schon zu erörtern.

Das Leben Marias vor der Psychose erscheint unauffällig, doch werden die Voraussetzungen ihrer späteren Tat schon hier zu suchen sein. Das stille, scheue, alles ernst nehmende Mädchen hing mit großer Liebe an der Mutter und an seinem Heim, weshalb ihm jede Trennung zur Qual wurde. Die Arbeit in den Hotels und an geschäftigen Orten, wo viele Leute verkehrten, war Maria zuwider. Sie lebte zurückgezogen, fleißig und brav und liebte die Natur. Ihr Glück erfüllte sich auf einem Bauernhof, wo sie mit Freude und stiller Begeisterung die Arbeit versah und sich in der Gemeinschaft der beiden Brüder wohl fühlte. Mit wahrhaft biblischer Geduld wartete sie neun Jahre als Magd, bis sie von ihrem Meister als Frau heimgeführt wurde. Im Besitz des Hofes empfand sie großes Glück ob reichen Ernten, gefüllten Scheuern, Schränken und Vorratskammern. Das ruhig demütige, heimlich am mehrenden Besitz sich erfreuende Leben der Bauersfrau, fleißig und anspruchslos, schien tatsächlich die Erfüllung ihres Daseins zu bringen. Maria war zufrieden, nur die Kinderlosigkeit der Ehe und ihr sexuelles Brachliegen bereiteten ihr Kummer. Doch schien sie damit fertig zu werden, auch die früheren Schuldgefühle wegen der Abtreibung traten in den Hintergrund. Sie waren nur leichte Trübungen ihres Glücks und gehörten noch nicht, als was sie sich später drohend zu erkennen gaben, zu den Vorboten der Katastrophe.

Die Ordnung eines solch ruhig bäuerlichen Daseins, wie es hier vor uns ersteht, ist der Urform der fruchtbringenden Erde verschrieben. Wenn die Erdhaftigkeit als Ordnungsprinzip genannt wird, benutzen wir eine Metapher, dieses der Daseinsanalyse „liebstes Kind" (BINSWANGER). Ohne auf die Frage nach der phänomenologischen Gegebenheit der Metapher und ihrem Wesen eingehen zu können, müssen wir im vorliegenden, konkreten Fall doch versuchen, wenn anders wir nicht in unverbindlichen Bildern stecken bleiben wollen, das Gemeinte „durchsichtig" zu machen, „zur Präsenz" zu bringen (BLANKENBURG). Dabei sei gleichzeitig einem möglichen Mißverständnis begegnet, wonach der Mensch sein Ordnungsprinzip „kenne". Meistens ist dies gerade nicht der Fall, weil es sich um eine Art von individuellem a priori handelt, das der Mensch ist und lebt, ohne darum zu wissen. Die Frage, auf welche Weise uns, den Beobachtern, das Ordnungsprinzip eines andern zugänglich oder gegeben werde, sei hier nur kurz gestreift. Wenn es sich auch nicht um ein logisches Aufschließen handelt, was bereits HEIDEGGER zurückweist, so doch um einen Denkakt in irgendeiner Form und nicht nur um eine reine Schau. Durch diesen Denkakt objektivieren wir den andern, entgegen allen Meinungen, die eine Aufhebung der Subjekt-Objektsetzung verlangen. Wir können die Welt eines andern Menschen gar nicht „erfassen", „sehen" oder „verstehen", ohne ihn vorgängig zu objektivieren, was nicht mit Verdinglichung zu verwechseln ist (KUNZ). Das bedeutet indes kaum, wie SZILASI annimmt, ein Verbleiben in „transzendental subjektiven Auslegungsentwürfen". Beim heutigen Stand der daseinsanalytischen und phänomenologischen Forschung darf in diesem Zusammenhang auf die Problematik verwiesen werden, die in der Transzendenzfrage immer noch liegt, indem z. B. zwischen der „objektiven Transzendenz" und der „transzendentalen Objektivität" vielleicht nicht eine genügend scharfe, begriffliche Abgrenzung gezogen scheint, wodurch Mißverständnisse entstehen. Doch davon später.

Die Bestimmung Marias erfüllte sich in der Erdhaftigkeit. Die Stille, das Werden und Wachsenlassen, das Wartenkönnen, bis es so weit ist, die Geduld, das Dulden überhaupt, von allen Elementen besitzt nur die Erde diese Werte, deren es bedarf, um eine Ernte hervorzubringen. Das waren in jener Zeit auch die Eigenschaften Marias. Ihre Schollengebundenheit, ihre Freude am Füllen von Kisten und Kasten, an reichen Ernten und vollen Scheuern, selbst am Zusammenraffen von Besitz gehören zur Erde. Nur der Erdhafte kennt den festen Besitz, die Bereicherung und somit umgekehrt die Verarmung, während der Feurige, Luftige oder Strömende den Besitz verachtet oder verschwendet.

Der Welt Marias ist also die Erde, und zwar die Mutter Erde, die fruchtbare, geduldige, ewig gebärende und mehrende. Allein, bereits vor der Erkrankung sündigte sie gegen dieses Gesetz ihres Daseins als eines erdhaften, weil sie das Gebot der Mütterlichkeit nicht achtete. Schon als Kind bei der Pflege der kleinen Schwester wußte Maria, daß sie zur Mutter berufen war, gleichwohl trieb sie später ihre Frucht ab und blieb in der Ehe kinderlos. Der Teufel mußte dabei seine Hand im Spiele haben, jener gefährlich schöne Teufel, den sie einst gesehen und der ihr besser gefallen hatte als der Herr.

Doch kann der Erde schweres Unheil widerfahren. Das Wasser erstarrt, das Feuer erlischt, die Luft wird vom Sturm zerrissen, die Erde aber wird unfruchtbar zur Wüste versanden und veröden, ihre Früchte können verfaulen und verwesen, oder eine fremde Macht plündert die Erde, verbrennt sie und stiehlt ihre Schätze. Diese Gefahren drohen gleicherweise einem erdhaften Dasein in der Psychose.

Bevor diese Veränderung der Welt Marias ins Auge gefaßt wird, sei noch einmal an den Beginn der Erkrankung erinnert. Die Frau betonte immer wieder, sie sei vom rechten Weg abgekommen. Vom rechten Weg abkommen heißt, das Ziel verfehlen, sich verirren. Als Folge des Verirrens wird die Umgebung fremd, sie erscheint bedrohlich und unheimlich. Die im Bekannten herrschende Ordnung ist aufgehoben. Was einem begegnet ist unvertraut, dadurch zum vornherein verdächtig oder gar gefährlich. Man sucht sich zu orientieren, an Wegweisern, Wasserläufen, am Stand der Gestirne. Man überlegt, wo man vom rechten Weg abgewichen ist, wo man sich befinden mag und wohin man kommen wird. Diese Zeichen des Verirrens gelten sowohl dort, wo es sich um ein Verlaufen in Wald und Gebirge handelt, als auch im „Innenraum" des Menschen.

Die Folgen, die Maria zu tragen hatte, weil sie und ihr Mann vom rechten Weg abgekommen waren, als sie den Schwager auf dem Hof ließen und dadurch vor ihm das Feld räumten, lassen sich unter dem Aspekt des Verirrtseins besser verstehen. Alles war jetzt unheimlich und fremd, die Unordnung kam, die Frau stieß überall an, der Umgang mit den Menschen wurde zum Kampf. Der Verlust des Besitzes bedeutete für Maria eine Verirrung. Wie wir es von der Frau selber wissen, stellte das die Strafe für ihre einstige Abtreibung dar. Damals war sie bereits ihrem erdhaft mütterlichen Schicksal untreu geworden, für welchen Verrat sie büßen mußte, indem ihr der Besitz, den sie mit so viel Liebe betreut hatte, vom Schwager und dessen Frau aus den Händen gerissen wurde. Sie verlor ihr Heim, ihren Boden, ihre Erde, den Raum, in welchem allein sie zu existieren vermochte. Die Strafe, die ihren Mann traf, war freilich noch härter, indem er seine Unfruchtbarkeit und Verirrung nicht nur mit dem Verlust des Hofes, sondern mit seinem Leben bezahlen mußte.

Das vom rechten Weg Abkommen und sich Verirren führte bei Maria zum Existieren in einer fremd und gefährlich gewordenen Welt. Sie mußte nach Wegweisern und Zeichen Ausschau halten, um den rechten Weg wieder zu finden. Der Rechtsschutz und besonders die Bibel, Wegweiser für viele Verirrte, bildeten solche Zeichen, die Maria helfen sollten. Doch sie halfen nicht, weil es ihr nicht gelungen war, ihren Grund und Boden zu bewahren. Der Mann vom Rechtsschutz strafte sie dafür, indem er alles von ihr an die Öffentlichkeit brachte. Durch ihre eigene Schuld war es so weit gekommen. Der Verrat an ihrer erdhaft mütterlichen Bestimmung war ein Abfall gewesen von Gott, und der Teufel begann sein Reich aufzurichten. Maria war in der Hand des Bösen, und er trieb mit ihr sein Spiel. So führte er sie zur Überzeugung, das Gewächs und die Eier seien Menschen und brachte sie dadurch in qualvolle Lagen. Entsprechend seiner Rolle in der Welt der erdhaften Bezüge ist der Teufel hier der Vernichter des Lebens, der Maria früher schon zur Abtreibung verführt hatte. „Um alles zu verderben", so lauten die eigenen Worte der Kranken, wurden Getreide und Eier gleichzeitig Menschen. Getreide, Frucht und Ei sind alte Symbole. Die Erde ist die Mutter und was sie hervorbringt sind ihre Kinder. In zahlreichen alten Bräuchen vertreten Getreidekörner die Kinder. Sporium heißt Schoß, aber auch Saatfeld. Bei den cerealischen Mysterien wurde an der Spitze der Prozession ein Ei getragen als Symbol für Tod und Auferstehung (BACHOFEN). Das tellurische Dasein bewegt sich zwischen „Stirb und Werde", und im Wahn der Kranken leuchten diese alten Bezüge in ihrer ursprünglichen Bedeutung auf. Der Teufel treibt mit der Fruchtbarkeit Schindluderei. Er benützt wohl die Organe der Fruchtbarkeit, doch nur zur Lust, und prellt sie um ihre Bestimmung. Deshalb glaubte Maria, sie werde zur Erzhure als Strafe für ihre Abtreibung, für ihre sündigen Gedanken, als ihr der Teufel besser gefiel als Jesus, für ihre sinnlichen Gelüste, die sie zur Onanie trieben und vom Manne den Geschlechtsverkehr verlangten, bloß zur Lust und ohne daß er Früchte zeitigte.

In dieser Zeit des Abfalls von Gott, der Verirrung und Unruhe, der Angst und Bedrohung, tauchte in Maria die Gewißheit auf, sie habe ihre Mutter umzubringen. Sie wußte, Gott will es so haben, sie hörte und las es überall, sie mußte es tun, um ein allgemein menschliches Unglück zu verhüten, um ihre Ruhe zu finden, um erlöst zu werden, und wie die Worte der Kranken noch lauteten. Als dieser für Maria so wichtige Wahn entstand, verschwand die Angst, und der Teufel besaß keine Macht mehr über die Kranke. Durch die Tat sollte der Weltuntergang kommen und dann das Jüngste Gericht. Die Toten müßten auferstehen, es „sollte alles neu begonnen" werden. Das Gute käme dann, das Ganze. Hier bewegen sich die Gedanken Marias um die Auferstehung, was für ein erdhaftes Dasein, das den unwiderruflichen Tod nicht anerkennen kann, bezeichnend ist. Was stirbt, sinkt in die Erde und dient neuem Leben zur Entfaltung, wie es im Lied vom Weizenkorn heißt, das Maria gern zitierte. Die Kranke wußte, daß die Tat sie auf den rechten Weg zurückbringen werde. Ihre Welt lag in Trümmern, alles war zerstreut, beraubt, chaotisch. Damit neu begonnen und aufgebaut werden konnte, mußte diese ungestalte Welt aus dem Wege geschafft werden. Die alte kranke Mutter gehörte zur Welt Marias als einer mütterlich erdhaften. Sie war ihr das Liebste, fast ein Teil ihrer selbst. Der Muttermord trägt somit auch Züge eines Opfers, durch das ein neuer Bund mit Gott gestiftet werden sollte. Gemäß der Bestimmung, einer Auferstehung habe der Tod voranzugehen, mußte die Mutter unter die Erde. Dieser göttliche Befehl wurde Maria durch das Militär übermittelt, weil die Soldaten die Hüter und Beschützer unserer Muttererde sind. Solange sich die Mutter noch in der zerstörten Welt Marias befand, konnte eine Auferstehung und Neugestaltung nicht stattfinden. Es wäre ein großes Unglück gewesen, denn die Menschen hätten ewig in der Hölle, das heißt in einer zerstörten Welt leben müssen. Die Soldaten hatten deshalb die Pflicht, dieses Unglück zu verhüten, indem sie von Maria die Tötung der Mutter verlangten.

Vom Ordnungsprinzip der Erdhaftigkeit aus kann dem „Erleben" Marias noch weiter nachgegangen werden. Kurz vor der Tat wurde in der ganzen Schweiz ein deutliches Erdbeben registriert. Für Maria war das ein letztes Warnzeichen, nicht mehr länger zuzuwarten, denn die Erde fing schon in den Fugen zu krachen an. Bei der Tat begrub sie die Mutter mit dem Kissen „symbolisch" unter der Erde. Für sich selber erhoffte Maria den Verbrennungstod, durch den sie nicht nur geläutert und gereinigt, sondern zu Asche und damit zu Erde geworden wäre. Sie fürchtete sich vor dem Erhängen, falls sie ihrer Pflicht des Muttermordes nicht nachgekommen wäre. Der Erde unwürdig, hätte sie in der Luft gehangen, den Vögeln zum Fraß.

Wie bei vielen Schizophrenen kann Maria Baders Dasein aus der Besonderheit ihrer Welt verstanden werden. Es treten dabei mythische Bezüge zutage, die hier um Tod und Auferstehung kreisen. Das Bild der Erdhaftigkeit öffnet geheimnisvolle Verbindungen, die in der neunten Duineser Elegie ihren dichterischen Ausdruck finden: Erde, „dein heiliger Einfall ist der vertrauliche Tod". Im Zusammenhang mit der Tötung der Mutter mag das „vertraulich" fremd klingen. Wenn jedoch das Wort von seiner im alltäglichen Gebrauch erworbenen Blaßheit befreit wird und wir die Kraft und Bedeutungsfülle von „Vertrauen" wieder erleben können, ahnen wir etwas von der Größe der Welt, die noch in einem zerstörten Dasein aufleuchten kann.

d) Zur Frage des Autismus bei Maria Bader

In großen Zügen kann das Dasein Maria Baders überblickt und eine gewisse Einsicht in die Welt der Kranken gewonnen werden. Psychoanalytische Deutungen wurden keine versucht, weil es hier nicht darum geht, eine vor der Psychose verdrängt gewesene Aggression Marias gegen ihre Mutter nachzuweisen, noch die sexuellen Schwierigkeiten der Frau beispielsweise auf eine Vaterfixation zurückzuführen. Wir halten uns an das, was von Maria selber zu erfahren war. Der Weltentwurf der Kranken ist für unsere weitere Fragestellung maßgebend und nicht Vermutungen über mögliche tiefenpsychologische Zusammenhänge.

Zweifellos können wir Maria Bader autistisch heißen. Das Schreckliche des scheinbar unverständlichen Mordes, das Fehlen einer der Tat adäquaten Reaktion, der Wahn der Kranken und besonders ihre Entrücktheit lassen das Fremde ihrer Persönlichkeit verspüren, das zu der intuitiv erfahrenen Gewißheit führt, hier einem Menschen gegenüber zu stehen, der einer andern, uns nicht unmittelbar zugänglichen, eben autistischen Welt angehört. So können wir als Beobachter freilich behaupten, die Kranke habe sich von unserer Wirklichkeit losgelöst, da sie in einer ihr eigenen, uns verschlossenen Welt lebe. Doch scheint es bereits irreführend, von einem Überwiegen des Binnenlebens zu sprechen. Der Einblick in die Welt Marias hat gezeigt, daß die Kranke keineswegs verinnerlicht war und dadurch den Kontakt mit der Wirklichkeit verloren hatte.

Bevor wir an die Aufgabe herangehen, den Autismus in unser Blickfeld zu rücken, halten wir an. Das über Maria Bader beigebrachte „Material" samt dem Versuch, ihre darin sich kundgebende Welt zu erschließen, kann mit den Ergebnissen der Daseinsanalyse konfrontiert werden. Dabei ist ersichtlich, daß wir bis anhin nur den „subjektiv transzendentalen Weltentwurf" der Kranken betrachtet haben, das heißt, in ihren Äußerungen zeigte sich, wie sie ihre Welt entwarf, ohne daß wir prüften, wie weit dieser Weltentwurf durch „objektiv transzendentale" Erfahrungen geleitet oder nicht geleitet wurde. Objektiv transzendentale Erfahrungen werden in der Daseinsanalyse diejenigen Erfahrungen genannt, die durch „objektive", vom Menschen unabhängige „Eigenschaften" des innerweltlich Begegnenden bedingt sind. Allein, diese durchaus philosophischen Fragen der Transzendenz scheinen in der daseinsanalytischen Literatur mit einer gewissen Unsicherheit behaftet, wobei wir freilich eine eigene Unzulänglichkeit des Verstehens in Rechnung stellen und die Möglichkeit nicht außer acht lassen, daß die fehlende Klarheit an unserem Versagen liegt. Weil aber diese Fragen für unsere Untersuchung von einiger Bedeutung sind, müssen wir uns mit ihnen, so gut wir es vermögen, auseinandersetzen. In seinem Aufsatz über „die Philosophie Wilhelm Szilasis und die psychiatrische Forschung" schreibt BINSWANGER:

„Im Vordergrund steht (hier) der Begriff der objektiven Transzendenz oder der transzendental objektiven Erfahrung. Das beste Beispiel zum Verständnis des hier Gemeinten ist glaube ich in der auch sonst so überaus aufschlußreichen Schrift „Wissenschaft als Philosophie" zu finden."

Dort schreibt, von BINSWANGER zitiert, SZILASI:

„Daß jeder Zusammenhang von Seienden, innerhalb deren wir uns aufhalten, und jedes einzelne Seiende, das die Bestimmung dessen, was es ist, von dem subjektiv transzendental verstandenen Ganzen herbeizieht — selbst als Objekt ein bestimmtes Können hat, eine verschieden abgestufte transzendentale Möglichkeit, sich als Objekt zu präsentieren und nach verschiedenen Graden in unser aktuelles Miteinandersein hineinzuragen. Denn erst in dieser vielfältigen Verbundenheit zeigt sich die ganze Mächtigkeit der Transzendenz des Objektes, uns in unserem Miteinandersein zu beeindrucken."

In „Die Erfahrungsgrundlage der Daseinsanalyse BINSWANGERs" drückt sich SZILASI „hinsichtlich der objektiven Transzendenz folgendermaßen aus" (BINSWANGER):

„Die daseinsanalytische Forschung besteht darauf, daß der Rückgang zu den Erfahrungen des Lebensganges in keinem Fall inkonsequent oder ein nicht in sich selbst streng gefüger ist. Die subjektiven Unterschiede sind transzendental subjektiv bestimmt. Aber die in der Unzuverlässigkeit des Lebensganges festgefahrenen, durch die Unvollständigkeits-Erfahrung der eigenen Erfahrung zusammengerüttelte transzendentale Erfahrung erfährt ebenfalls das fest geordnete Gefüge der transzendentalen Objektivität. Die krankhafte Störung ist die der Beziehung beider Gangstrukturen".

So scheint uns, BINSWANGER verwende die zwei Begriffe „objektive Transzendenz" und „transzendentale Objektivität" im selben Sinn, als Synonyma. Den gleichen Eindruck erhält man bei ROLAND KUHN, der vom „Hereinbrechen der objektiven Transzendenz in die Sicht des Daseins" im Sinne von BLANKENBURG schreibt, dieser führe dabei einen Hinweis weiter, den SZILASI bereits 1951 gegeben habe, der damals aus den Analysen BINSWANGERs folgendes entnahm:

„Die Erschütterung des Zuverlässigkeitseindruckes läßt die Konsequenz des Ganges zum Thema werden. Die krankhafte Erfahrung wird im gleichen Sinn in die Richtung der transzendentalen Objektivität gedrängt."

Wir müssen weiter zitieren. In der bereits erwähnten Schrift, „Wissenschaft als Philosophie" schreibt SZILASI noch, wenn auch, wie er sich später ausdrückt, „mißverständlich genug":

„Ich sagte, diese Bänke, Lehrpult, Tafel usw. könnten in einer anderen aktuellen Situation auch als Anhäufung von Holz verstanden werden. Das bedeutet, daß der unmittelbare sinnliche Eindruck darüber, was das Beeindruckende ist, nichts aussagt, sondern die Orientierung des Miteinanderseins das unmittelbar Gegebene jeweils übersteigt, transzendiert, und aus diesem Überstieg zurückkehrend, erst das sonst undefinierte Seiende — das pure Etwas — versteht.

Dieser ganze Zusammenhang gehört zu dem Problemkreis der Philosophie, der mit Transzendenz bezeichnet wird. Mit dem Dargelegten bewegen wir uns innerhalb der subjektiven Transzendenz — da für das Verstehen des Hörsaals unsere eigentümliche menschliche Seinsweise, das Miteinandersein grundlegend ist. Ihre Struktur ist noch problematisch. Sie zeigt aber zwei Momente, die wir innerhalb des Verstehens des Hörsaals schon unterschieden haben: erstens die aktuelle Situation unseres jetzigen Miteinanderseins, die die Verstehensweise bestimmt, die aber für sich gesondert als das transzendentale Subjekt beschreibbar ist; zweitens, das in dem Verstehen Verstandene (Bank, Hörsaal), das zwar von unserem Verstehen, bzw. von unserem Miteinandersein unabhängig ist und dadurch den Sinn dessen erfüllt, was wir als objektiv Seiendes bezeichnen, aber das nur auf Grund der transzendierenden Sinngebung definierbar ist und somit in den ganzen Zusammenhang der subjektiven Transzendenz als transzendentales Objekt — komplementär zum transzendentalen Subjekt figuriert.

Transzendentale Subjektivität und transzendentale Objektivität sind also nicht Gegensätze, sondern aufeinander gegenseitig bezogene Momente der subjektiven Transzendenz.

Diese thematische Richtung der Philosophie erweckte bei vielen Naturwissenschaftlern den Eindruck, als ob die Philosophie sämtliches Wissen, das Seiendes betrifft, rein aus der Subjektivität hervorzaubern wollte. Es ging das Verständnis dafür verloren, daß in dieser Forschung die Frage nach dem Sinn des Seins die leitende war — und daß diese Forschung die Möglichkeit der Frage nach dem Wassein der Seienden eröffnet hat, d. h. nach dem gegenständlichen Inhalt, und zwar in der Weise der Prüfung des Objektcharakters der Objekte mit der Frage nach der objektiven Transzendenz."

Nach diesen gewiß nicht leicht zugänglichen Worten läßt sich vermuten, daß SZILASI als „objektive Transzendenz" das von uns unabhängige Was-Sein des Seienden, unter „transzendentaler Objektivität" dagegen das uns in der jeweiligen „Situation" Begegnende auffaßt. Das dürfte Zweierlei sein. Das innerweltlich Seiende kann demnach erstens als etwas von uns Unabhängiges, Eigenständiges, das aber uns beeindruckt (objektive Transzendenz) verstanden werden, zweitens als etwas, das wir mit einer bestimmten jeweiligen Verstehensweise (transzendentales Subjekt) als das transzendentale Objekt verstehen oder erfahren.

Im Rückgang auf HEIDEGGER soll versucht werden, diese Zusammenhänge noch deutlicher zu machen. „Der Entwurf von Welt aber ist, im gleichen wie er das Entworfene nicht eigens erfaßt, so auch immer Überwurf der entworfenen Welt über das Seiende. Der vorgängige Überwurf ermöglicht erst, daß Seiendes als solches sich offenbart. Dieses Geschehen des entwerfenden Überwurfs, worin sich das Sein des Daseins zeitigt, ist das In-der-Welt-Sein" (Vom Wesen des Grundes). Das im „Überwurf der entworfenen Welt" sich offenbarende Seiende zeigt sich „je schon" in Verweisungszusammenhängen und als Bewandtnisganzheit, welche ihrerseits die Weltlichkeit der Welt konstituieren. Es fragt sich, ob diese Verweisungen und Bedeutungen als kategoriale Eigenschaften im Seienden als solchem liegen, oder nicht eher vom weltentwerfenden Menschen gestiftete Bezüge sind. Anders ausgedrückt, wäre die Weltlichkeit der Welt nicht deren objektive Transzendenz, sondern ihre transzendentale Objektivität.

Diese Hinweise beanspruchen keineswegs Antworten oder „Abklärungen" zu sein, sondern bleiben sich ihrer Fragwürdigkeit durchaus bewußt.

Bevor wir zu unserem Krankheitsfall zurückkehren, gilt es, den wichtigsten, von BINSWANGER herausgearbeiteten, „für das Verständnis der als schizophren bezeichneten Daseinsverläufe grundlegenden Begriff", nämlich das „Auseinanderbrechen der Konsequenz der natürlichen Erfahrung, ihre Inkonsequenz" kurz zu besprechen. Ohne auf die neuerdings von KUNZ in Frage gestellte Sachlichkeit der natürlichen Erfahrung einzugehen, sei nur erwähnt, daß die von BINSWANGER gemeinte Inkonsequenz der Erfahrung sich nicht auf den „subjektiv transzendentalen Weltentwurf" des Kranken bezieht, der in sich durchaus konsequent ist, sondern, wie ROLAND KUHN schreibt, „auf die Verständigung zwischen dem Kranken mit andern". Für BINSWANGER erwies sich die Aufspaltung der Inkonsequenz der Erfahrung in eine Alternative, in ein starres Entweder-Oder als „von allergrößter Bedeutung für das weitere Verständnis des Daseinsganges und Daseinsvollzugs des als schizophren bezeichneten Daseins. Die Inkonsequenz der Erfahrung erfährt jetzt eine scheinbar neue Ordnung, einen vermeintlichen Halt in der Unordnung der Inkonsequenz. Damit kommen wir zurück auf das, was wir überall bei unseren Kranken als die verstiegene Idealbildung kennengelernt haben." Wir erinnern, daß BINSWANGER hier den Autismus ansiedelt (Drei Formen mißglückten Daseins), jenen Autismus, dessen autos „ja durchaus kein Selbst bedeutet im Sinne des Selbstseinkönnens, sondern das gerade Gegenteil, die Abhängigkeit nämlich von der Öffentlichkeit des Man, sei es in ausgesprochener Befolgung seiner „Vorschriften" und Übernahme seiner Vorlagen, sei es in der radikalen Opposition gegen dieselben ... was alles hier wie sonst immer noch ... Abhängigkeit bedeutet".

Die mit der Idealbildung eng verbundene Alternative zeigt sich in den Analysen BINSWANGERs bei Ellen West als Alternative zwischen dünn (ätherische Welt, geistig) und dick (Gruft, jüdisch-bürgerlich), bei Jürg Zünd zwischen Prolet und Aristokrat. Es läßt sich fragen, wieweit in diesen Alternativen eine zum Menschen schlechthin gehörige Antinomik ihren gesteigerten Ausdruck findet, die allgemein in der polaren Spannung zwischen „Geist" und „Trieb" liegt. Psychotisch wird sie dann, wenn sich der Kranke in ihr, wie BINSWANGER schreibt, „aufreibt".

Wie verhält es sich in dieser Beziehung mit Maria Bader? Die Thematik ihres Daseins kann mit dem Stichwort Schuld und Sühne bezeichnet werden. Ihre Schuld lag im Verrat an der mütterlichen Erdhaftigkeit durch Abtreibung, unfruchtbare, bloße Lust, Verdrängenlassen vom Hof. Der Wahn der Kranken, sie habe durch Tötung der Mutter die Menschheit zu erlösen und dürfe durch ihren eigenen Verbrennungstod Sühne leisten, stellt eine maßlose und verstiegene Idealbildung dar, sofern Sühne, Erlösung und Wiedergutmachung als Ideal aufgefaßt werden. So wenig wie die in der Psychose auftretende Alternative kann die Idealbildung an sich, selbst als verstiegene, der Schizophrenie zugerechnet werden. Auch der naive oder verbohrte Idealist, der eifernde Fanatiker, der Querulant können unbeugsam sich in Idealbildungen versteigen, die der gesamten Lebenssituation unangemessen sind und keinen Ausweg aus ihr darstellen. Die Alternative, vor die Maria sich gestellt sah, oder besser, in der sie sich befand, heißt Erzhure, Chaos, Teufel, Verirrung einerseits, und andererseits, ihrem Ideal entsprechend, Tod und Auferstehung, Stirb und Werde, kurz, Erlösung.

Solche Alternativen und Idealbildungen erwachsen, sofern sie als konstitutive Begriffe des schizophrenen Daseins bewertet werden müssen, einem grundlegend veränderten In-der-Welt-Sein, das deutlicher in den Blick zu bekommen unsere Aufgabe ist. Freilich dürfen wir uns dabei vom Vorhaben, den Autismus näher zu fassen, nicht zu weit entfernen, weshalb keine eigentliche Daseinsanalyse durchgeführt werden soll, sondern die Beachtung einem engeren Ziel gilt, dem gerichteten Lichtkegel gleich, der sich gegen das Dunkle, Nichtbeantwortete, Offene abgrenzt.

Eine zentrale Beleuchtung im Hinblick auf den Autismus erhält so, wie bereits früher erwähnt, das Atmosphärische, das, was in der Begegnung mit Maria uns fremd, unheimlich, schizophren „anweht". Wir bezeichnen dies als numinoses Erleben, das uns angesichts der Kranken befällt, und werden auf diesen Ausdruck gleich näher eingehen. Weil der Grund unserer Erschütterung in der Kranken liegt, muß in ihr selber ein Numinosum [1] liegen, das es zu erfassen gilt. Wir versuchen es dort zu finden, wo es sich in verbaler Form äußert und greifen vorerst das Thema Strafe heraus. Weil die Kranke, immer mit ihren eigenen Worten, vom rechten Weg abgewichen war, brachte der Mann vom bäuerlichen Rechtsschutz zur Strafe alles von ihr an die Öffentlichkeit. Von nun an wußte jeder das Intimste aus ihrem Leben. Was Maria jetzt auch immer erlebte und erfuhr, bezog sich in höchst persönlicher, exklusiver Weise auf sie selbst. Was in der Zeitung stand, was sie in der Bibel las, hatte mit ihr zu tun. Jedermann, später auch die in der Anstalt ihr begegnenden Menschen wußten alles und gerade das

---

[1] Vgl. das Numinose im Fall A. VON BLANKENBURG (Schweiz. Arch. Neur. 1958).

am meisten zu Verbergende von ihr. Die Psychopathologie spricht bei einem solchen Sachverhalt von einer Subjektivierung des Objektiven, von Projektion, wobei freilich die Weltlichkeit der Welt, in der solches möglich ist, unklar bleibt. BINSWANGER bezeichnet dieses Phänomen als Verfallen an die Welt oder Verweltlichung.

Doch ist zu beachten, daß für HEIDEGGER das Verfallen die „Grundart des Seins der Alltäglichkeit" darstellt, charakterisiert durch die „Phänomene der Versuchung, Beruhigung, der Entfremdung und des Sichverfangens". Es wäre jedoch verfehlt, in dieser Seinsweise der Alltäglichkeit, deren Selbst das Man-Selbst ist, so etwas wie eine minderwertige Seinsweise zu erblicken, in dem Sinne etwa, wie von einem Menschen gesprochen wird, der einem Laster „verfällt". Vielmehr hält sich der Mensch zumeist darin auf. „Das Dasein ist von ihm selbst als eigentlichem Seinkönnen zunächst immer schon abgefallen und an die ‚Welt' verfallen". „Umgekehrt ist die eigentliche Existenz nichts, was über der verfallenden Alltäglichkeit schwebt, sondern existential nur ein modifiziertes Ergreifen dieser" (HEIDEGGER).

Wenn wir deshalb von Verfallen an die Welt oder Verweltlichung in der Psychose sprechen, müssen wir dies von der verfallenden Alltäglichkeit, in der wir uns zumeist aufhalten, unterscheiden. Unser Augenmerk richtet sich dabei auf die „Welt", wobei vorerst ein „Auffälligwerden des Unauffälligen" (BLANKENBURG) feststellbar wird. Das heißt, die Bedeutsamkeit der Welt hat sich gewandelt, und zwar, wie wir bei Maria Bader sehen, in dem Sinne, daß alles innerweltlich Begegnende in der Weise des eng ihr Zugehörigen erlebt wird. Was die Kranke hört, sieht und liest, hat ausschließlich Bezug zu ihr, nicht in der Weise des beiläufig Belanglosen, sondern als Befehl, Forderung, Drohung, denen Maria ausgeliefert ist, mag sie sich noch so dagegen sträuben, wie beispielsweise gegen den Befehl, ihre Mutter töten zu müssen. Die Kranke ist dem ihr Begegnenden preisgegeben in abdrängend-anziehender Weise, womit aber die Kennzeichen des numinosen Erlebens genannt sind, wie sie RUDOLF OTTO herausgearbeitet hat. Ursprünglich auf den religiösen Raum bezogen, als Begegnung mit dem Göttlichen oder Heiligen, zeigt sich das Numinose in der gegensätzlichen Einheit des Mysterium tremendum und des Faszinosum. Ergriffensein von einem Unheimlichen, Schrecklichen, Grauenhaften, das gleichzeitig als das mächtig Unverstandene, Wundervolle, Lockende und sehnsüchtig Verlangte auftritt, gilt aber nicht allein für die religiöse Benommenheit, sondern für das mythische Erleben überhaupt. Das Numinose ergreift uns im Kunstwerk, in der irrationalen Wirkung, die Musik, Dichtung, Malerei entfalten, doch ebenso angesichts eines Geisteskranken, weshalb ein solcher einst als von den Göttern in segnender oder verfluchender Weise Heimgesuchter mit „heiliger Scheu" betrachtet wurde. Von der primitiven Dämonenfurcht bis zum höchsten Schauer kann das Numinose in Form und Stärke wechselnd auftreten, wobei die Momente des Tremendum und Faszinosum sich nicht immer das Gleichgewicht halten.

Das numinose Erleben Maria Baders, ihr Benommensein vom Begegnenden in abdrängend-anziehender Weise, steht nun, meinen wir, in engem Zusammenhang mit dem, was wir als Beobachter ihre schizophrene Atmosphäre nennen. Nur weil der vom Numinosen Überwältigte eine solche Atmosphäre ausstrahlt, ist deren „intuitives Erfassen" möglich. Dem numinosen Erleben des Kranken entspricht demnach das Erfühlen dieses Erlebens durch einen Außenstehenden als „Atmosphäre".

Damit wäre eine erste Annäherung an das gewonnen, was an der Kranken als autistisch empfunden wird und das „hinter" den psychopathologischen Symptomen oder einzelnen Begriffen als etwas für den Autismus Wesentliches zu liegen scheint.

Allein, das schizophren Numinose muß sich vom religiös Numinosen unterscheiden lassen, obwohl nicht zu übersehen ist, daß im Numinosen an sich eine Neigung zum religiösen Erleben liegt. Auch bei Maria Bader tritt der religiöse Begriff der Sünde als „numinoser Unwert" (OTTO) auf, und ihr Glaube — präpsychotisch für die Kranke eher eine recht oberflächliche Konvention, dem Tremendum und Faszinosum fremd — beginnt plötzlich eine wichtige Rolle zu spielen. Doch ist das in der Psychose aufbrechende religiöse Erleben eine verzerrte, karikierte Form des Glaubens.

Im Vergleich zum nichtpsychotischen Numinosen, ereigne es sich im religiösen oder künstlerischen Bezirk, fällt das schizophren Numinose bei Maria Bader dadurch auf, daß es durch Umstände ausgelöst werden kann, die nicht anders als banal zu bezeichnen sind. Der nüchterne sachliche Besuch des Mannes, der für Maria zum Abgesandten des bäuerlichen Rechtsschutzes wurde, alltägliche Zeitungsberichte oder Radiomeldungen erhalten eine Bedeutsamkeit, die vielleicht dadurch gekennzeichnet ist, daß in ihr das der Kranken Begegnende oder Widerfahrende gleichzeitig sowohl vertrauter als unvertrauter wird, mithin eine Ausweitung der Bedeutung stattfindet, die trotz des durchaus krankhaften, dem Leben in der menschlichen Gemeinschaft abträglichen Geschehens, eine Bereicherung darstellt. Von hier aus würden Seitenwege zu den beliebten Untersuchungen über das Verhältnis der Schizophrenie zum künstlerischen Schaffen oder auch zum mythischen und religiösen Erleben führen, die aber außerhalb unserer Fragestellung liegen.

Diese Bereicherung fiel schon bei der Schilderung der Welt Maria Baders auf, als die beim gesunden Abendländer verschüttete oder doch schwer erweckbare Erlebnisfähigkeit für mythische Bilder und Symbole zur Sprache kam. Die Ausweitung ins Vertraut-Unvertraute, deren eine Seite BLANKENBURG als Intimität und größere Nähe mit den Gegebenheiten der Welt bezeichnet, führt im Unvertrauten zu einem oft angstvollen, ja grauenerregenden Benommensein durch ein Übermächtiges (HEIDEGGER, zit. bei BLANKENBURG). Maria ist einerseits die Sünderin und Verräterin, dem Teufel und dem Chaos ausgeliefert, zum andern trägt sie, wenn auch schwer, das Stigma der Auserwähltheit. Nur sie weiß, welch tödliche Gefahr der Erde und der Menschheit droht, und sie allein kann durch Tat und Opfer die Rettung bringen. So lastet auf ihr ein Geschick von tragischer Großartigkeit, wie es der einfachen Bauernfrau in der Wiege nicht gesungen wurde.

Ein Beispiel von starker Bildkraft, wie für Maria das Unauffällige auffällig wurde und sie übermächtigte, stellt ihr Wahn dar, Getreide, Eier, Obst und Gemüse seien gleichzeitig Menschen, was für uns nur über das rationale Wissen von solchen mythischen Bezügen in blasser Weise „symbolhaft" verstehbar ist, während es für die Kranke schreckliche Realität war. Kraß zeigt sich hier, wie der subjektiv transzendentale Weltentwurf nicht mehr von objektiv transzendentaler Erfahrung geleitet wurde. Doch was heißt das? Denken wir an das Beispiel, das ROLAND KUHN von einer Kinderschwester gibt, die einen Gipsverband um den Kopf wünscht, um ihre Gedanken beisammen halten zu können, dem Gipsverband also eine Fähigkeit zulegt, die er schlechterdings nicht besitzt. Der Gipsverband, ein vom Menschen verfertigter und deshalb schon mit einem festgelegten Bewandtniszusammenhang versehener Gegenstand, bietet einen einfacheren Sachverhalt als unsere Maria Bader mit Gewächs und Eiern, die wohl Gewächs und Eier, doch gleicherweise Menschen sind. Das Auseinanderbrechen der verschiedenen Erfahrungen ist hier weiter getrieben als bei der Kinderschwester. Selbst der Gesunde kann sich bei starker gedanklicher Konzentration oder in einer heftigen Emotion den Kopf mit den Händen halten, weil es ihm „den Schädel zu zersprengen" scheint. Bei einem solchen Verhalten nähert er sich, wenn auch in flüchtiger, unbedachter und vor allem jederzeit korrigierbarer Weise der Kranken KUHNS. Jederzeit korrigierbar heißt, daß er sein „In-der-Welt-Sein als in jedem Moment neu vollzogene transzendentale Leistung der Weltlichung" (BLANKENBURG) jederzeit der objektiven Eigenständigkeit des begegnenden Seienden angleichen kann. Bei dem jeden Augenblick statthabenden Weltentwerfen vermögen Bedeutsamkeiten und Verweisungen zu wechseln, weshalb dem Seienden auch gelegentlich eine Bewandtnis zugemessen wird, die es „objektiv" nicht besitzt. Nur deshalb ist unter anderem menschlicher Irrtum oder „komplexhaftes Verhalten" überhaupt möglich.

Auch die kranke Maria Bader entwirft in jedem Moment Welt, ansonst sie kein Mensch wäre. Nur entwirft sie die immer gleiche Welt. Die „virtuell unbegrenzten Bezugsstiftungen" (KUNZ) und die damit Hand in Hand gehende, sich der je vorfindlichen Situation wechselbar angleichende Weltlichkeit der Welt des Gesunden ist bei Maria zu einer wohl jeden Moment neu, doch immer gleich konstituierten Weltlichkeit geworden. Eine solche Einengung in der Beweglichkeit des Weltentwerfens heißt nicht unbedingt Verarmung, weil durch sie, wie wir zeigten, auch neue, tiefe Einblicke und praktisch unbegrenzte Erlebnismöglichkeiten sich eröffnen oder offen bleiben. Anderseits ist sie doch auch die Voraussetzung dafür, daß wir von Erstarrung, Unkorrigierbarkeit, Unzugänglichkeit sprechen. Die ein für allemal festgelegte Weltlichkeit ihrer Welt hat auch an „Dynamik" nichts eingebüßt, im Gegenteil verhilft sie der Kranken zu erlebnisreichen Spannungen, die der Gesunde nicht kennt.

Doch müssen wir noch einmal kurz auf unsere — fragwürdigen — Erörterungen über „objektive Transzendenz" und „transzendentale Objektivität" zurückkommen. Wir haben die Weltlichkeit der Welt als deren transzendentale Objektivität bezeichnet, wodurch sie zu einem Bestand der subjektiven Transzendenz wird. Das von uns unabhängige, eigenständige Seiende ist durch seine objektive Transzendenz, die uns ein Weltentwerfen erst möglich macht, ausgezeichnet. Bei Maria sehen wir, daß auch ihre transzendentale Objektivität mit ihren Verweisungen, ihr schizophrenes In-der-Welt-Sein immer noch getragen wurde von der objektiven Transzendenz, der „Eigenständigkeit des an der Welt beteiligten Seienden", dessen „phänomenale Konstanz" (KUNZ) durchgehalten blieb. Deshalb bewegte sich Maria im Alltag praktisch unauffällig, verrichtete ihre Arbeiten und wußte neben ihrem Wahn, daß Getreide Getreide und Eier Eier sind. Was somit bei ihr aus dem Verdecktsein zum bedrängend Aufdringlichen wurde, war ihre Weltlichkeit oder transzendentale Objektivität, während die Welt der objektiven Transzendenz ihren Platz bewahrte.

So kann bei unserer Kranken als das ihren Autismus Konstituierende das numinose Erleben genannt werden, mit der nach beiden Seiten stattfindenden Ausweitung des ihr Begegnenden ins Vertraute–Unvertraute, was mit dem Umstand eng zusammenhängt, daß Maria in ihrem ständigen Weltentwerfen die immer stets gleiche Weltlichkeit konstituierte. Eine solche Monotonie des Weltentwerfens scheint das Entstehen von Wahnbildungen zu begünstigen, vielleicht gar zu fordern.

Bis jetzt wurde die psychotische Welt Marias ungegliedert ihrer präpsychotischen gegenübergestellt. Eine daseinsanalytische Untersuchung müßte indes auch in der Psychose selber die verschiedenen Stadien, die klinisch vom akuten Krankheitsbeginn und prozeßhaften Geschehen zum „Defekt" führen, auseinanderhalten. Wir begnügen uns hier mit einigen Hinweisen.

Die Ordnung der Welt in Marias erdhaftem Dasein wurde durch die Psychose aufs äußerste gefährdet und schließlich zerstört. Die verzweifelten Rettungsversuche, die bis zur Tötung der Mutter führten, die Anstrengungen der Kranken, den drohenden „Weltuntergang" aufzuhalten, könnten unter dem Titel der Heilungsmechanismen (MAX MÜLLER) oder der — zwar mißglückten — Selbstheilungstendenzen (KLAESI) abgehandelt werden. Das Ergebnis war für Maria das Chaos, die ewige Hölle, statt der Auferstehung nach dem Tode und des Neubeginns. Wie die Tötung der Mutter „zu spät" vollzogen wurde, geschah von nun an alles zu spät, Maria ging ständig im Kreise herum.

Dieser Wandel von der fruchtbaren Erde zum Chaos ist ein Phänomen der Zeitigung (vgl. Fall Ellen West von BINSWANGER), und zwar in dem Sinne, als im Chaos nur noch ein im Kreise Herumgehen, die Existenz als Verirrtsein oder Verirrtheit möglich ist, ein Werden oder ein Sichentwerfen auf eine Zukunft, auf ein „Umwillen seiner selbst" (HEIDEGGER), nicht mehr stattfindet. Maria wird von ihrer schuldbeladenen Vergangenheit überwältigt. In ihrem „zu spät", das viele „wenn ich nur" und „hätte ich bloß" enthält, drückt sich das aus, was BINSWANGER bei der Melancholie als „leere Möglichkeiten" bezeichnete, leer deshalb, weil Möglichkeiten, die sich nicht auf die Zukunft richten, notwendig leer sein müssen. Es sind protentive Akte, die sich in die Vergangenheit zurückziehen. Dieser melancholischen Zeitstruktur entspricht die depressive Haltung Marias. Wo es aber nicht mehr zu einer Präsentatio kommen kann, die Gegenwart kein „worüber" hat, können auch mitmenschliche Begegnungen, die in einer solch destruierten Gegenwart stattfinden, nur noch in einer defizienten Form, bei Maria in der des Verfolgt- oder Gejagtwerdens, vorkommen. Auf diese Störung der Begegnungsmöglichkeit, die ein weiteres Merkmal des Autismus bildet und klinisch gesprochen die Kontaktgestörtheit ausmacht, soll im nächsten Fall weiter eingegangen werden.

2. Der Fall Franz Eger

a) Lebensgeschichte

Franz Eger stammt aus einer armen, städtisch proletarischen Familie. Er war das dritte und jüngste Kind eines Fabrikarbeiters, der tödlich verunglückte, als Franz drei Monate alt war. Die kleine Rente der Mutter reichte für den Unterhalt der Familie nicht aus, weshalb die beiden älteren Geschwister nahen Verwandten in Pflege gegeben wurden. Gleichwohl mußte die Mutter als Waschfrau einem zusätzlichen Verdienst nachgehen. In diesen ärmlichen Verhältnissen wuchs Franz heran und entwickelte sich zu einem intelligenten, doch sehr empfindlichen, scheuen Kind. Als fleißiger und guter Schüler besuchte er nur die Volksschule, da ihm wegen der dürftigen wirtschaftlichen Lage die Mittelschule versperrt war. Mit Kameraden pflegte Franz keine engen Beziehungen. Er beteiligte sich selten an gemeinsamen Spielen und eilte nach Schulschluß rasch nach Hause, wo er stets Arbeit fand, die er der Mutter abnehmen konnte. Diese hatte sich bald nach dem Tode ihres Mannes der Trunksucht ergeben. Es kam nicht selten vor, daß der noch kleine Franz die schwer betrunkene Mutter ins Bett bringen mußte, und häufig trieb sie den Knaben durch demonstrative Suicidversuche zur Verzweiflung. Solchen Szenen stand Franz bleich, zitternd und fassungslos gegenüber. Er litt unter dem unausgeglichenen und heftigen Wesen der Mutter. Obgleich sie ihn liebte und oft maßlos verwöhnte, prügelte sie ihn nicht selten ebenso maßlos durch und konnte in furchtbaren Jähzornausbrüchen über ihn herfallen. Wenn sie mit dem Knaben unzufrieden war, erklärte sie gerne mit allen Zeichen des Abscheus und der gehässigen Verachtung, er besitze ein Verbrechergesicht. Franz hing trotzdem mit großer Liebe an der Mutter und sorgte sich, je älter er wurde, desto eifriger um sie.

Als sich die Frage der Berufswahl stellte, hätte Franz gerne eine Lehrzeit bei der Bahn angetreten. Doch konnte die Mutter das finanzielle Opfer nicht bringen, und so wurde er Kanzlist. Ein außergewöhnlich scheuer, empfindsamer junger Mann, verrichtete er seine untergeordnete Arbeit still und zuverlässig. Er lebte weiterhin bei der Mutter, war sparsam, zurückgezogen und gönnte sich keine Vergnügen. Mehrere ungeschickte Versuche, durch Stellenwechsel seine materielle Lage zu verbessern, schlugen fehl. Franz blieb der subalterne Schreiber, der hinter seinem Pult leicht übersehen wurde und mit niemandem einen näheren Kontakt suchte. Des Abends ging er kaum je aus, und wenn er sich einmal in ein öffentliches Lokal begeben mußte, setzte er sich stets in eine Ecke, damit man sein Verbrechergesicht nicht vom Profil her zu genau betrachten konnte. Sein mitmenschlicher Umgang beschränkte sich auf die Mutter, die beiden inzwischen verheirateten Geschwister und deren Familien. In diesem kleinen und ihm vertrauten Kreise gelang es Franz ab und zu, aus sich heraus zu kommen. Man schätzte ihn dort als gelegentlichen Spaßmacher, da er großes Geschick besaß, den harmlosen Tölpel vom Lande schauspielerisch zu karikieren.

Nach einiger Zeit, Eger war inzwischen über dreißig Jahre alt geworden, nahm die Trunksucht der Mutter derartige Ausmaße an, daß Franz ihre Versorgung in die Wege leiten mußte. Alleinstehend, zog er in ein möbliertes Zimmer, das zur Wohnung einer jüngeren geschiedenen Frau gehörte. Der scheue und weltfremde junge Mann hatte nicht die geringsten Erfahrungen mit Frauen hinter sich. Als sich ihm deshalb die Zimmervermieterin zu nähern begann, wurde er von einem wahren Taumel ergriffen. Er ließ sich von der Frau regelrecht verführen, wobei es zu seinen ersten und einzigen sexuellen Beziehungen kam, die ihn tief aufwühlten. Bald liebte er die Frau bedingungslos, band sich völlig an sie und war zum ersten Mal in seinem Leben glücklich. Nach einigen kurzen Monaten kam jedoch der Sturz. Ein früherer Freund der Geliebten machte seine älteren Rechte geltend, und Franz verlor die Gunst der Frau. Zu gleicher Zeit wurde er arbeitslos. Er mußte sein Zimmer verlassen und zog in ein elendes Dachkämmerchen. In einem öffentlichen Betrieb fand er eine schlecht bezahlte, provisorische Anstellung. Franz fühlte sich verzweifelt, verlassen, ausgestoßen und tief einsam. Er konnte sich von den erlittenen Schlägen nicht mehr erholen und fing an, unter Kopfschmerzen zu leiden. Zu der ausgesprochen depressiven Stimmung gesellten sich bald Angst und Ratlosigkeit. Als er eines Tages, es waren seit dem Verlust der Geliebten erst wenige Wochen verstrichen, auf einem Tisch einen Hammer und eine Zange liegen sah, wußte er, daß er „der Gekennzeichnete" sei. Er geriet plötzlich in einen heftigen Erregungszustand und mußte im Alter von dreiunddreißig Jahren erstmals hospitalisiert werden.

Klinisch bot Franz mit der starken Erregung, die deutlich mit Angst verbunden war, den gedanklichen und sprachlichen Sperrungen, den sicheren, doch in ihrem Inhalt vorerst unbekannten Halluzinationen das Bild einer akuten Katatonie. Nur bruchstückweise waren Angaben über sein Erleben in dieser Zeit zu erhalten. Er hatte geglaubt, die Leute sähen ihm etwas Abnormes an, er sei krank, und zwar wohl geschlechtskrank. Er hatte Angst, doch konnte er nicht sagen wovor. Vor allem vor einer Macht, die er nicht kannte. Er war überzeugt, in der Anstalt sterben zu müssen. „Ich will nicht sinken" schrie er, und „die Leute springen weg, wenn ich komme." Man sprach über ihn, man beobachtete ihn. „Lieber Pfleger, sage mir, was wird mit mir gespielt?" Er fühlte sich bedroht und griff in verzweifelter Notwehr einen Pfleger tätlich an. Er wollte, wie er sagte, nicht verhöhnt werden, obgleich er ein Muttersöhnchen gewesen sei, das jetzt in die Enge getrieben werde.

Im Verlauf einiger Wochen trat eine Besserung ein. Franz verlor das Gefühl, von einer unbekannten Macht eingenommen zu werden. Man beobachtete ihn nicht mehr, und er fing an, sich frei zu fühlen. Nach wenigen Monaten konnte er in gutem Zustande entlassen werden und fand bald eine Stelle, die er während fast zwei Jahren zur Zufriedenheit seiner Vorgesetzten versah. Doch lebte er, wenn möglich, noch zurückgezogener als früher und verkehrte außer mit seiner Mutter, die inzwischen aus der Trinkerheilstätte entlassen worden war, mit niemandem. Zwei Jahre später fing Franz von neuem an, sich zu beklagen, man spreche auf der Straße über ihn. Wiederum plagte ihn der Gedanke, man sehe ihm etwas am Gesicht an, er werde bemitleidet oder moralisch verurteilt. Nach kurzer Zeit geriet der Kranke in einen zweiten Erregungszustand und mußte wieder hospitalisiert werden. Das Krankheitsbild sah gleich aus, wie knapp zwei Jahre zuvor. Ängstlich, ratlos und erregt, glaubte Eger, es geschehe irgend etwas, doch wisse er nicht was. Er fragte, ob er nun 7 oder 77 oder 7700 Jahre in der Anstalt bleiben müsse. „Ich muß sterben, ich bin unsterblich", schrie er öfters und beklagte sich über das ständige Gejagtwerden. Er sei ja stets im Schußfeld. Die Erregung klang nach einigen Tagen ab, doch blieb der Kranke lange Zeit ängstlich, gespannt und ratlos, bis er schließlich nach fast einem Jahr weitgehend gebessert die Klinik verlassen konnte.

Doch nur wenige Wochen später erfolgte die dritte Einweisung. Franz befand sich erneut in starker Erregung und meinte, man mache sich über ihn lustig oder verachte ihn. Er hörte Stimmen, die ihm zuraunten, es sei fertig mit ihm. Bald aber wurde er ruhig und gelöst. Während mehrerer Monate arbeitete er fleißig auf dem Verwaltungsbetrieb der Anstalt, da er sich noch nicht zutraute, eine Stelle anzutreten. Schließlich, ein Jahr nach Ausbruch des dritten Schubes, wurde Franz entlassen. Eine gewisse Antriebsschwäche und ein Anflug von Gleichgültigkeit seinem Schicksal gegenüber verrieten bereits einen leichten Defekt. Immerhin vermochte sich der Kranke zu halten. Er hatte eine Bürostelle als Schreiber gefunden, wo er gut und zuverlässig arbeitete, doch mied er strikte den Umgang mit andern Menschen. Erst vier Jahre später fingen die alten Störungen wieder an. Franz fühlte sich auf der Straße beobachtet, man schimpfte über ihn, er wurde gejagt und gehetzt und suchte nun selber Zuflucht in der Klinik. Die stürmischen Krankheitserscheinungen klangen auch diesmal ab, doch besserte sich der Zustand des Kranken nicht mehr derart, daß eine Entlassung verantwortet werden konnte. Eger selber wünschte dies auch gar nicht mehr. Er lebte seither als stiller Insasse innerhalb der schützenden Mauern und verbreitete um sich eine Atmosphäre der schrullig scheuen, mimosenhaften und ungeschickten Empfindlichkeit. Er hatte sich vom Umgang mit den andern völlig zurückgezogen, wich den Leuten aus, sprach mit niemandem und arbeitete am liebsten für sich allein in einem Kämmerchen. Seine Isolierung trug jedoch keineswegs den Stempel der feindseligen Abkehr. Die gewöhnliche Haltung Egers war im Gegenteil von einer fast unterwürfigen Höflichkeit, als ob er sich ständig seines bloßen Daseins wegen entschuldigen müßte. Gelegentlich sprang er einem mit langen, leisen Schritten, den Oberkörper vorgebeugt, nach, um mit einem verlegenen, um Verzeihung bittenden Lächeln auf den Lippen äußerst umständlich diesen oder jenen Wunsch vorzubringen. Auch bei genauem Hinhören zeigten sich im Gespräch nie formale Denkstörungen, und es wäre schwer gefallen, schizophrene Grundsymptome bei Eger nachzuweisen. Andererseits war die „schizophrene Atmosphäre" unschwer zu verspüren, die den Kranken umgab.

In diesem chronischen Zustand litt Franz unter dem Eindruck, der Spielball der andern zu sein. Man wollte ihn nach wie vor in die Enge treiben, um zu schauen, wie lange es gehe, bis er zusammenbreche. Er wurde gejagt und gehetzt und mußte annehmen, daß man seine Gedanken kannte, irgendwie wohl auf telepathischem Wege. Immer wieder quälte ihn die Gewißheit, es widerfahre ihm etwas Unheilvolles, er werde vernichtet. Er hatte Angst davor, gänzlich erniedrigt zu werden. Schon früher konnte er nichts von dem, was er wollte, verwirklichen. Jetzt wollte er nichts mehr, als in Ruhe gelassen werden. Deshalb war er zufrieden, in der Anstalt bleiben zu können, wo man auf seine Eigenart Rücksicht nahm. Er wollte ja niemandem etwas zuleide tun und sich nicht in die Angelegenheiten anderer mischen. Franz kannte nicht einmal den Beruf seines Vormundes. Er wünschte ihn nicht zu wissen, damit es nicht hieß, er kümmere sich um Dinge, die ihn nichts angingen. So hielt er sich am liebsten allein auf und litt unter seiner Einsamkeit nicht. Im Gegenteil, er war so am ruhigsten, weil er ja doch annehmen mußte, daß alle Leute ihm feindlich gesinnt waren und ihn in die Ecke treiben wollten. Dieses Gefühl der Bedrohung steigerte sich gelegentlich zum Verdacht, man gebe ihm Gift ins Essen, doch bestritt der Kranke, dieses Gift etwa zu riechen oder zu schmecken. Er vermutete nur, daß er vergiftet werden sollte, weil er sich anders seine häufige Müdigkeit nicht erklären konnte. Er sprach nicht gern von diesen Dingen. Wer konnte wissen, was das wieder für Folgen nach sich zöge. Unsicher und ängstlich blickte er dabei um sich, sprach stockend, nur in Andeutungen, halben Sätzen und Umschreibungen. Man sah, es war ihm äußerst unbehaglich zumute, doch wollte Franz nicht ein Objekt des Belächelns und Bedauerns sein, und er ging auch aus diesem Grunde den Menschen aus dem Weg.

Nicht nur von den Menschen drohte ihm Gefahr. Auch die Natur war ihm nicht wohlgesinnt. Wo Zugluft herrschte, mußte er weggehen, da er sonst zweifellos erkrankt wäre. Er durfte nicht einmal an Krankheiten denken, ohne in Gefahr zu geraten, sein mühsam aufrechterhaltenes seelisches und körperliches Gleichgewicht zu verlieren.

b) Die Ungestalt der Welt bei Franz Eger

Wie Maria Bader mit ihren Versündigungen, war auch die Lebensgeschichte Franz Egers schon vor der Psychose mit Bruchstellen belastet und konflikthaltig. Franz besaß keinen Vater. Als verzärteltes und verwöhntes Kind liebte er seine Mutter, doch verabscheute er sie gleichzeitig wegen ihrer Trunksucht und fürchtete ihre Wutausbrüche und hämische Verachtung. Er lernte früh sein Dasein als ein gefährdetes, der Heimatlosigkeit und Unsicherheit preisgegebenes kennen, und die gelegentlichen Zeichen mütterlicher Liebe verstärkten nur die ihn stets umwitternde Katastrophenstimmung des jederzeit möglichen Unheils.

Die verächtlich vorwurfsvollen und gehässigen Äußerungen der Mutter über sein Verbrechergesicht wirkten sich auf den Kranken verheerend aus. Franz vermochte sich in der eigenen Haut nicht wohl zu fühlen. Er stand in Opposition zu sich selber. Nicht nur auf die Mitwelt, auch auf die Eigenwelt war kein Verlaß. Ohne Halt und Stütze, von außen und innen bedroht, stieß er auf größte Schwierigkeiten der Selbstgestaltung. Um so stärker empfand er das Bedürfnis, Boden unter die Füße zu bekommen, etwas zu werden, eine feste Form zu erlangen. Weder die zwiespältige Liebe der Mutter, noch die unbefriedigende, subalterne äußere Lage gaben ihm den nötigen Halt, mit der Welt in Einklang zu kommen. Er war deshalb gezwungen, auf diese Welt acht zu geben und mußte aufpassen, wie er sich ihr darbieten sollte. Man könnte schon hier von einem Ausgeliefertsein an die Welt sprechen, das vor dem Ausbruch der Psychose bestand, und Eger erinnert mit seiner Empfindlichkeit und Unsicherheit, Impressionabilität und Vulnerabilität in vielem an den Fall Jürg Zünd von BINSWANGER.

Einen Versuch, die Welt zu meistern, unternahm Franz, wenn er als Spaßmacher die andern zum Lachen brachte. Er ließ sich bei seiner schwachen Seite nehmen und war dann nicht mehr allein, doch fühlte er, daß er sich als dummer August entwürdigte. Er hing seinem Verbrechergesicht die Maske des harmlosen Tölpels vor, an die er selber nicht zu glauben vermochte. Seine Selbstironie erlöste ihn von seinen Ängsten nicht.

Bei aller Unsicherheit und Selbstverachtung besaß Franz die Fähigkeit, sich ein Ziel zu setzen. Er strebte darauf hin, beruflich vorwärts zu kommen, und in der Liebe zu seiner Freundin überstieg er sogar die ihm sonst so feindlich gesinnte Welt. Hier fand sein geplagtes Dasein zum ersten und letzten Mal Ruhe und fraglose Sicherheit.

Nach der Liebesenttäuschung brach er zusammen. Der Boden, auf dem er gestanden, war ihm entzogen worden, und es ist kaum ein Zufall, daß Franz kurz darauf arbeitslos wurde und akut erkrankte. Zuerst standen Angst und Ratlosigkeit im Vordergrund, bis dann plötzlich die Erregung ausbrach, und er der Gekennzeichnete war.

Was war geschehen? Die Welt, vor der man sich in acht zu nehmen hat, der man keine Blöße geben darf, die ein stilles und unauffälliges Verhalten forderte, darin man mit List und Vorsicht leben konnte, war zu einer gefährlichen Übermacht geworden. Franz stand plötzlich im Mittelpunkt der feindlichen Beachtung. Er war der Verhöhnte und Verfehmte, vor dem man davonsprang, aber auch der Verbrecher, der als vogelfrei verfolgt und in die Enge getrieben wurde. Aus dem Versteckspiel war eine offene Jagd geworden. Die Welt war das Jagdrevier, in welchem der Kranke das gehetzte Wild darstellte. Man spielte mit ihm auf eine grausame Weise Katz und Maus, denn er befand sich immer „im Schußfeld" und konnte sich nirgends verbergen. Sogar seine Gedanken waren allen bekannt. Die Erregung des Kranken entsprach dem ängstlich verzweifelten Hin und Her des von Hunden gestellten Tieres.

Die Welt Franz Egers erlitt, wie diejenige Maria Baders, wenn auch in anderer Ausgestaltung, eine Deformierung. Wir wählten den Ausdruck Jagdrevier, um anzudeuten, in welcher Richtung die Gestaltveränderung, die in manchem ein Gestaltverlust ist, sich vollzog. Eine solche Welt, im Sinn der Welt des In-der-Welt-Seins verstanden, als ständige Gefahr und Bedrohung, heißt, ihr ausgeliefert zu sein. Franz ist von seiner Welt, wie er sie in der Psychose entwarf, bedrängt und benommen, wie auch Maria von der ihren bedrängt war. In den akuten Schüben erlag er ihr vollends.

Hier vermochte er sich seiner Gegner, und alles, Um- und Mitwelt gehörte zu ihnen, nicht mehr zu erwehren. Obwohl die fehlende Lebenssicherheit und sein Verbrechergesicht schon vor der Psychose ihn belasteten, konnte er damals doch in konsequenter Weise sich Aufgaben und Ziele setzen, indem er seine alltäglichen Pflichten äußerst genau und zuverlässig erfüllte. Seine, wenn auch ambivalente Liebe zur Mutter und die Beziehung zur einzigen Freundin zeigen auch, daß Franz eines mitmenschlichen Kontaktes durchaus fähig war. In der Psychose verschwand dies. Als bloßer Spielball und gehetztes Wild, das jederzeit gestellt und vernichtet werden konnte, lebte der Kranke nur noch in der qualvollen Situation des momentanen Jetzt, in welchem er die gegen ihn gerichteten Angriffe parieren oder ihnen ausweichen konnte. Im Höhepunkt eines solchen Zustandes steigerte sich dies bis zur völligen Auflösung der Zeitgestalt, so daß Franz ausrief, er müsse sterben, er sei unsterblich, und fragte, ob er 7 oder 77 oder 7700 Jahre in der Anstalt bleiben müsse.

Nach den stürmischen Schüben, im „Defektzustand", war Eger nicht mehr der gleiche wie vorher. Äußerlich gesehen hatte sich der Kranke jenem Bild angenähert, das er vor der Psychose bot, doch faßte er jetzt kein in der Zukunft liegendes Ziel mehr ins Auge. Er lebte nur noch in einer bloßen Technik des Ausweichens, die kämpferisch verzweifelte Wehr der erregten Zeit war verschwunden. Sein Trachten ging dahin, von der Welt in Ruhe gelassen zu werden. Doch trug diese Welt nach wie vor den bedrohlichen Charakter des Jagdreviers, nur daß sich Eger den Gegnern nicht mehr stellte, sondern sie genau beobachtete und ihnen geschickt auswich. Er blieb so ständig auf dem Sprung, von einem Jetztpunkt zum nächsten.

c) Zur Frage des Autismus bei Franz Eger

Die dramatische Spannung, die sich in Maria Baders Psychose bis zum Muttermord steigerte, fehlt dem Schicksal Franz Egers. Wir werden von ihm nicht in dem Maß betroffen, wie von der Frau, deren schreckliche Tat das Zeichen einer gewissen tragischen Größe trug. Die numinose Atmosphäre, die sie um sich verbreitete und deren Entsprechung wir im numinosen Erleben der Kranken selber als abdrängend-anziehendes Begegnen fanden, ist bei Franz Eger nicht in gleicher Stärke fühlbar. Es fragt sich, ob die schizophrene Atmosphäre seines Endzustandes nicht überhaupt des Numinosen mangelt, dieses mithin nicht als invariantes Wesensmerkmal des Autismus aufgefaßt werden darf, ja sogar, ob der Kranke überhaupt als autistisch zu bezeichnen sei. Allein, auch wenn wir den Autismus nicht im Atmosphärischen sich verflüchtigen laßen wollen, sondern etwas Handgreifliches verlangen, um ihn klinisch diagnostizieren zu können, darf gesagt werden, daß solch Handgreifliches bei Eger vorhanden ist. Der Kranke schien sich von der Wirklichkeit losgelöst zu haben und ein nach innen gekehrtes Binnenleben zu führen, doch wiederholen wir oft Gesagtes, wenn wir betonen, daß in dieser Formel der schizophrene Autismus noch nicht erfaßt ist.

Es steht außer Zweifel, daß Franz Eger im akuten Krankheitsgeschehen vom Numinosen überwältigt war. Sein Preisgegebensein an das Unheimliche könnte mit keinem andern Ausdruck adäquater bezeichnet werden. In seinem Endzustand dagegen ist dieses Unheimliche nicht mehr im gleichen Ausmaß vorhanden. Aber es ist, und darauf kommt es an, doch vorhanden. Der verschrobene Sonderling Eger ist mehr als nur ein verschrobener Sonderling, als welcher er schon vor seiner Psychose auffiel, so daß man ihn als kontaktarmen, schizoiden Psychopathen bezeichnen könnte, ungeachtet der lebensgeschichtlichen Umstände, die seine Kontaktarmut mitbedingen halfen. Seine Liebe zur Mutter und zur Freundin zeigte, daß es ihm damals zwar nicht an „intentional-kognitivem Sympathiefühlen" (Kühn) gebrach, doch erschwerte ihm die fehlende Sekurität der Welt — um mit diesem einen Wort die Problematik des jungen Franz Eger anzudeuten — den fraglos natürlichen Zugang zu andern Menschen.

Der Zustand, in dem er nach den Schüben endgültig verharrte, gestattete dem Kundigen die Diagnose eines schizophrenen Defektes „auf den ersten Blick", ohne begriffliches Auseinanderhalten der Symptome. Das „Praecoxgefühl", die schizophrene Atmosphäre waren sogleich spürbar. Überließ man sich diesem Eindruck, so erlebte man, wenn auch weniger stark und vordrängend als bei Maria Bader, das fremdartig Entrückte und entfernt auch Unheimliche, das gleichzeitig faszinierte, kurz, das Numinose. Franz Eger, der es ja nicht lassen konnte, die Welt aufs genaueste zu beobachten und ihr auswich, um nicht von ihr überwältigt zu werden, zeigte durch sein Verhalten, daß er dieser Welt in „abdrängend-anziehender" Weise ausgeliefert war. Auch er erlebte das ihm Begegnende als ein Numinosum. Doch wollen wir nicht länger bei dem verweilen, was bei Maria Bader ausführlicher geschildert wurde, während die sich stets gleichbleibende Weltlichkeit in ihrer konstitutiven Bewandtnis, vereinfacht das „Jagdrevier" genannt, noch zur Sprache kommen wird.

Was uns Franz Eger dagegen zu untersuchen die Gelegenheit bieten soll, betrifft die autistische „Kontaktstörung", also nicht die präpsychotisch schizoide, die bei unserem mimosenhaft verletzlichen Kranken unter dem Bilde des Rückzugs aus der Welt und der ängstlichen Deckungssuche beschrieben werden könnte, mit Worten also, die Binswanger bereits zur Kennzeichnung des schizophrenen Verhaltens benutzt. In dieser Deckungssuche liegt wohl zum Teil das Gemeinsame des defektschizophrenen Eger mit dem präpsychotischen. Was uns interessiert, ist das Trennende, mit anderen Worten das schizophren Autistische in seiner Spezifität, jetzt unter dem Titel Kontaktstörung. Doch müssen wir weiter ausholen, um diese Frage in Angriff nehmen zu können.

Es wurde schon oft darauf hingewiesen, wie vieldeutig der so leichthin gebrauchte Ausdruck Kontaktstörung ist. Er führt uns mitten in eine Problematik, die hier freilich nur aufgewiesen werden kann. Sie zu lösen, ist Aufgabe der Philosophie. Wenn wir von Kontaktstörung sprechen, setzen wir einen Sachverhalt, den Kontakt, voraus, der gestört ist. Die mitmenschliche Beziehung, der Kontakt, gehört in unserm Alltag zum Selbstverständlichsten, das es gibt. Doch die Frage, wie Menschen miteinander und vielleicht auch mit höheren Tieren in Beziehung treten können, die „Fremderfahrung", wie es die Phänomenologie nennt, ist ein großes Rätsel, ein Wunder, wie das Leben selbst. Auf welche Weise sich die Phänomenologie um diese Fragen bemüht, muß im einzelnen bei Husserl (IV. u. V. Cartesianische Meditation) oder Szilasi (Einführung in die Phänomenologie Edmund Husserls) nachgelesen werden. Binswanger gibt uns einen Abriß der Lehre von der Intersubjektivität und Appräsentation in seinen phänomenologischen Studien über Melancholie und Manie.

Die Phänomenologie unterscheidet eine dreistufige Erfahrung, eine empirische, eine transzendentale und schließlich eine konstitutive. Das vollziehende Subjekt der konstitutiven Erfahrung ist das reine Ego als das eigentliche Bewußtseins-Ich. Doch nur als Leben ist das reine Ego mächtig, eine eigene Welt aufzubauen. Die Leistung der Konstitution liegt darin, daß „alles zunächst Transzendentale immanent erfaßt wird"

(SZILASI). Das reine Ich konstituiert die Einheit des weltlich-empirischen Ich mit dem transzendentalen Ich. In bezug auf das von sich aus Vorliegende, nicht von mir Hergestellte, bedeutet diese Einheit eine Zusammenstimmung oder Adäquation der transzendentalen Erfahrung mit der empirischen, was die Philosophie seit Leibniz als Kompossibilität bezeichnet. „Die mir eigene Lebenswelt, das heißt diejenige, die ich selbst als Bewußtsein unter Anleitung des reinen Ego in mir und für mich schon a priori aufgebaut habe, enthält eine Reihe transzendentaler Elemente. Dazu gehört sogar mein psychophysisches Ich, meine leibliche Organisation. Selbst die eigene Lebensgeschichte ist für die Selbstbeobachtung transzendent" (SZILASI). Das jeweilige Transzendente wird im kontinuierlichen Fluß der Lebensgeschichte immanent. Die immanente Transzendenz nennt HUSSERL die primordinale Leistung der Konstitution. Der Aufbau der mir-eigenen Welt, meine Lebenswelt ist ein Vorgang ständigen Erfaßtwerdens durch lauter transzendente Momente. Diese mir-eigene Welt „vermag nur auf Grund der allgemeinen Verständigung, das heißt auf Grund der Intersubjektivität allgemeine Geltung zu gewinnen. Dazu muß die eigene Lebenswelt mit all ihren Immanenzen und Transzendenzen transzendiert werden können. Wem dieser Überschritt nicht gelingt, hat keinen Zugang zur Welt der Anderen" (SZILASI).

Die Konstitution der mir-eigenen Welt umfaßt die Konstitution der anderen, die in meiner Eigenwelt transzendent enthalten sind. „Das Ego ist sich innerhalb der Eigenwelt primordinal präsent. Mitpräsent ist, und zwar assoziativ, die psychophysische, das heißt leibliche Konstitution. Der andere dagegen ist zunächst als Körperding präsent. Appräsent ist seine Konstituiertheit als Leiblichkeit. Ich bin mir präsent als reines Ich. Mitpräsent ist mir meine psychophysische Bestimmtheit. Der andere ist mir in dieser Bestimmtheit präsent. Mitpräsent ist mir sein Ich-Charakter. Im Medium der mir-eigenen Selbstkonstitution ist seine Konstituiertheit als Selbstkonstitution mitpräsent. Umgekehrt, da ich den andern als Selbst-Ich erfasse, habe ich mich für ihn als das Alterego konstituiert" (SZILASI). „Die Präsentationen gehören in meinen Lebensstrom zusammen mit ihren immanent transzendenten Elementen. Das Appräsentierte ist in einem teilweisen Übersteigen meines Lebensstromes zugänglich. Jedenfalls konstituiert mein Ego durch das Appräsentierte ein Stück gemeinsame Welt" (SZILASI). Das Ego konstituiert also mittels der Appräsentationen, die unsere eigenen lebensweltlichen Präsentationen in eigenweltlichen Motivationen begleiten, die objektive Welt.

Auf Grund der hier äußerst kurz umrissenen Lehre vom reinen Ego war es BINSWANGER möglich, Melancholie und Manie phänomenologisch zu untersuchen. Doch muß gesagt werden, daß nicht nur die phänomenologische Konstituierung der Intersubjektivität umstritten ist, sondern die phänomenologische Transzendentalphilosophie überhaupt. „Empirische Erkenntnis zu ermöglichen", schreibt KUNZ, „war schließlich auch Kants zentrales Anliegen seiner Transzendentalphilosophie." Diese Absicht werde aber in den neueren transzendental-philosophischen Entwürfen illusorisch. Es bleibt die Frage, „ob durch die phänomenologische Reduktion die transzendental-konstituierende Schicht wirklich nur ‚zugänglich' gemacht bzw. ‚enthüllt' wird; oder ob diese nicht vielmehr von der phänomenologisch-reduzierenden Reflexion als ein vorher nicht Dagewesenes allererst ‚gesetzt' worden ist? Wenn das erstere zuträfe, müßten doch wohl im Rückblick die *Unterschiede* der *beiden* Erfahrungsarten sowohl wie ihr *gleichzeitiges Ineinander* einschließlich ihres Verhältnisses *aufgewiesen* werden können. Das dürfte aber weder HUSSERL noch SZILASI noch sonst jemandem gelungen

sein. Daher scheint uns die zweite Auffassung die richtigere zu sein, und sie verträgt sich besser mit der bei HUSSERL unleugbaren Beschränkung des apriorischen Erkennens auf die ‚Möglichkeiten', die *als Möglichkeiten* allein vom Denken ‚erschließbar' sind."
„Wir müßten eine ‚transzendentale Erfahrung' ablehnen, weil mit ihr nicht anders als mit der ‚metaphysischen Erfahrung' ein unbegrenzter Raum bloßer Denkmöglichkeiten statuiert wird, deren Entwurf und nachvollziehende Erfassung als ein ‚Erfahren' auszugeben ihm den wesentlichen Charakter rauben würde."

Doch zurück zu Franz Eger. Man kann von ihm kaum behaupten, er nehme an der uns gemeinsamen Welt keinen Anteil. Vielleicht nur in extremen geistigen Zerfallsformen, welcher Art diese auch immer seien, schwindet der letzte sichtbare Rest des Teilhabens an der gemeinsamen Welt. Auch Maria Bader besorgte ihre alltäglichen Verrichtungen, und Franz Eger wäre von einem unerfahrenen Beobachter zunächst als schrullig und etwas unheimlich, doch kaum als geisteskrank beurteilt worden, wie ja die „schizophrene Atmosphäre" vom Unkundigen wohl als fremdartig, doch gar nicht immer als „verrückt" erlebt wird. Intuition stützt sich eben auf Erfahrung. Von einem Verlust gar des „Eidos der Mir-Zugehörigkeit" im Sinne der Phänomenologie kann bei Franz die Rede kaum sein, doch soll uns die Frage der Mir-Zugehörigkeit später beschäftigen. Wenn demnach der Kranke an unserer gemeinsamen Welt teilhat, muß er, phänomenologisch gesprochen, imstande sein, gemeinsame Appräsentationen zu bilden. Hier stoßen wir auf eine Schwierigkeit. Es gibt bekanntlich kaum einen Schizophrenen, mit dem nicht auf irgendeine Weise ein „Kontakt" hergestellt werden könnte, was ja auch zu der Feststellung führte, daß „ein Teil" der Kranken immer noch an unserer Welt partizipiere. Es ist nur schwer zu sagen, welcher Teil partizipiert, welcher nicht und wie sich die beiden Teile zueinander verhalten. Alte Probleme! Auch die Phänomenologie vermochte sie noch nicht zu lösen, und es fragt sich, ob sie mit der Lehre von den Appräsentationen nicht Gefahr läuft, unbemerkt in eine pseudoexakte, mechanistisch-quantitative Haltung zurückzufallen. Denn, könnte man fragen, wie viele Appräsentationen müssen vorhanden sein, damit von einer gemeinsamen Welt gesprochen werden kann? Genügt eine? Bedarf es mehrerer, einer unbestimmten, jedoch großen Zahl? Gewiß spricht man von den immer neu zu vollziehenden aktuellen Präsentationen, die in eigenweltlicher Motivation von Appräsentationen begleitet seien. Wenn wir auch eine beliebig große Zahl von Präsentationen und dazugehörigen Appräsentationen annehmen, ist vielleicht doch — es liegt dies schon im Ausdruck „immer neu zu vollziehenden" — eine Zerhackung des Psychischen in einzelne Quanten vorgenommen. So scheint uns — ob zu Recht oder Unrecht sollen andere entscheiden — daß für die psychiatrische Erkenntnis die Lehre von der Intersubjektivität weiter entwickelt werden muß, was, wie KUHN erwähnt, offenbar von philosophischer Seite auch geschieht.

Es wäre durchaus möglich, die Scheu, Angst und Kontaktstörung Franz Egers mit Hilfe der konstitutiven Phänomenologie zu „erklären". Der Kranke ist sich selber als Freiwild, als Verfolgter und Verbrecher präsent. Die Welt, vor allem die Alteregos müssen ihm so als Verfolger appräsent sein. Da die andern diese Appräsentation nicht mit ihm teilen — was bei wirklichen Verfolgern der Fall wäre — also keine gemeinsame Appräsentation vorliegt, kann eine gemeinsame Welt nicht konstituiert werden, in der eine Begegnung möglich wäre.

Wir wollen jedoch einen andern Zugang suchen. Was heißt überhaupt Begegnung, Kontakt? In der uns allen gemeinsamen Welt sind viele Formen des Begegnens möglich, die als Merkmal wohl alle das schon im Wort enthaltene „gegen" (ren*contre*) aufweisen, also eine Vergegenständlichung, wie sie KUNZ beschreibt und von der Verdinglichung scheidet. Im allgemeinen verläuft eine Begegnung zwischen Menschen unter dem Aspekt des den andern bei-etwas-Nehmens (BINSWANGER), zum Beispiel bei der schwachen Stelle. Solange wir den andern nicht gerade einverleiben, ist jede Begegnung nur eine Annäherung, eine Verringerung der immer vorhandenen Distanz zwischen zwei Menschen, doch kann eine solche Verringerung freilich sehr weit gehen, wie zum Beispiel in der Beziehung zwischen Mutter und Säugling.

Jedenfalls findet eine Begegnung in der uns gemeinsamen Welt statt, dem „allon", als dem dir und mir als Drittes Sichtbares, wie es ERWIN W. STRAUSS nennt, oder in der Sprache von KUNZ in der Gemeinsamkeit der einen Welt, deren seinsmäßige Voraussetzung „die Eigenständigkeit des an der Welt beteiligten Seienden" bildet. Wann und wie ist in dieser einen und eigenständigen Welt, in der wir uns aufhalten, die Begegnung und der Kontakt zwischen zwei Menschen gestört? Sicher auf verschiedene Weisen, deren Katalog nicht hierher gehört. Ein Mensch tritt aus zahlreichen Gründen in einen mangelhaften Kontakt mit andern. Die autistische Kontaktstörung, die allein uns hier beschäftigt, ist besonderer Art. Am Beispiel unseres Franz Eger läßt sich zwar die Deckungssuche, die Flucht vor den andern, das Ausweichen, ebenfalls sehen. Doch wenn er nicht ausweichen konnte, im Gespräch, fehlte die Unmittelbarkeit, Spontaneität und fraglose Kommunikation auch. Mit diesen Ausdrücken ist allerdings das spezifisch schizophren Autistische noch nicht eingefangen. Wir greifen vorerst auf die Atmosphäre zurück, die den Kranken umgab, so daß dieser nie „da" war, und die Störung des Kontaktes immer spürbar blieb, trotz der Verständigungsmöglichkeiten, die dank der gemeinsamen Welt bestanden. Ob der Ausdruck „Verständigungsmöglichkeit" auf die vorwiegend formale, verstandesmäßige Kommunikation hinweist, bleibe dahingestellt.

Es zeigt sich indes auch hier, daß für die autistische Kontaktstörung — also nicht für das reaktive Flüchten oder die psychopathische Kontaktschwäche — auf die herabgesetzte Beweglichkeit oder Flüssigkeit der „Weltlichung" zu verweisen ist. Wir dürfen annehmen, die schon bei Maria Bader beobachtete Einengung auf den stets gleichen Weltentwurf mit gleichbleibender Weltlichkeit — was nicht, wie schon dort betont, mit „Verarmung des Geisteslebens" zu verwechseln ist — diese Einengung bedeutet nicht nur das ständige Ausgeliefertsein an die „Welt", sondern weise auf eine tiefgreifende Störung der Zeitigung des Daseins hin. Wir stehen dort, wo wir bei Maria Bader aufhörten. Die Welt Franz Egers als eine zum „Jagdrevier" gewordene löste sich zeitlich in lauter Jetztpunkte auf. Dadurch war dem Kranken ein Verweilen in der Gegenwart unmöglich gemacht, in welchem ungestörte Begegnungen mit andern allein möglich sind. Im Jagdrevier indes mit seiner so radikalen Störung der Präsentation wird der Mitmensch dem Kranken zum gefährlichen Feind, dem man unterwürfig entgegentritt oder ausweicht. Es zeichnet sich sogar eine Tendenz ab, den andern über die Vergegenständlichung hinaus zu verdinglichen und als bloßen Träger einer Gefahr zu sehen, wie Bakterien, Gift und Zugluft, denen ebenfalls ausgewichen werden muß. Dadurch wird die mitmenschliche Kommunikation noch weiter deformiert.

Wir sehen also, daß bei dem defektschizophrenen Franz Eger nicht eine völlige Kontaktunfähigkeit vorliegt, dafür jedoch eine Störung in der Begegnungsmöglichkeit, bedingt durch die Defizienz der Zeitlichkeit seines Daseins.

3. Der Fall Xaver Imweg

a) Lebensgeschichte

Xaver war das einzige Kind eines Chemikers, der kurze Zeit nach der Geburt des Sohnes an Tuberkulose starb. Die Mutter stammte aus einer mit Schizophrenie belasteten Familie. Wenige Monate nach dem Tode des Mannes erkrankte sie an einer Katatonie und lebte bis zu ihrem Tod als chronische Schizophrene in einer Klinik.

Der Knabe wurde von einer kinderlosen Tante väterlicherseits aufgezogen, doch erfuhr Xaver schon als kleines Kind, daß er nicht bei seinen Eltern lebte. Er schien nicht darunter zu leiden und verbrachte in guten bürgerlichen Verhältnissen eine sorglose Jugend. Als er mit elf oder zwölf Jahren in ein Internat geschickt wurde, wo er bis zu seiner Maturität verblieb, litt er nicht an Heimweh und fühlte sich wohl. Er lernte als intelligenter Knabe rasch und leicht. Seine besondere Vorliebe galt von früh auf der Geschichte und Geographie, zu der seit der Pubertät noch eine eifrige Beschäftigung mit religiösen Fragen hinzutrat. Xaver träumte davon, fremde Völker zu besuchen, ihre Sprache und Geschichte kennenzulernen und den Menschen, als eine Art von Missionar, halb Held, halb Heiliger, das Evangelium zu predigen. Solche Phantasien erfüllten den Jüngling, und stets dachte er, wie er sich später ausdrückte, an seine zukünftige „Laufbahn in die Weite". So wuchs Xaver zu einem angenehmen, stillen, aber durchaus nicht kontaktunfähigen jungen Mann heran. Mit seinen Kameraden verstand er sich gut, auch bei den Lehrern war er beliebt, doch wußte niemand von den Gewissenskonflikten, die ihn damals wegen seiner Onanie peinigten und Schuld daran trugen, daß er den Mädchen scheu, linkisch und verlegen begegnete.

Xaver zog nach der Reifeprüfung auf die Hochschule, um Geschichte und Geographie zu studieren. Er änderte seine bisherige Lebenshaltung nicht und blieb ein fleißiger, gewissenhafter Student, der sich aber bereits etwas abzusondern begann und wenig Umgang mit Freunden pflegte. Im dritten Semester kam es ohne lange Vorboten zu einem „Nervenzusammenbruch".

Xaver begann an Kopfschmerzen zu leiden, konnte ohne große Willensanspannung nicht mehr arbeiten und glaubte, sich überanstrengt zu haben. Wenige Tage darauf hatte die Sonne für ihn keine Kraft mehr, alles schien dunkel und düster, und in der gleichen Nacht „ging der Kampf los". Es widerhallte von furchtbarem Lärm und Geschrei, Xaver war überzeugt, zwischen Engeln und Teufeln tobe eine Schlacht, die allein seinetwegen entfacht worden war, doch ging dabei die ganze Welt unter. Schließlich verstummte der Lärm, und Xaver wußte, daß er von jetzt an das Schicksal der Welt in seinen Händen hielt. Als er am Morgen nach dieser stürmischen Nacht aufstand, spürte er deutlich, wie jede Körperbewegung von unendlichen Gewichten behindert war. Im nächtlichen Kampf war alles Leben „atomisiert" worden. Die Menschen bestanden nur noch aus „Menschenatomen". Als Xaver auf die Straße trat, gewahrte er, wie sich die Leute im Rhythmus seiner eigenen Atembewegungen, bald schneller, bald langsamer, vorwärtsschoben. Wenn er mit den Armen fuchtelte, zappelten auch die andern, als er stehen blieb und den Atem anhielt, sah er, wie die andern „nur noch ausliefen" und zum Stillstand gekommen wären, wenn er nicht von neuem mit der Atembewegung eingesetzt und dadurch die „Marionetten" auf der Straße vorwärtsbewegt hätte.

In diesem Zustand fiel Xaver seiner Umgebung als krank auf und wurde hospitalisiert. Mit Schrecken stellte er dabei fest, selber „atomisiert" zu sein und zum Teil aus „Menschen" —, zum andern aus „Selbstbefriedigungsatomen" zu bestehen. Xaver bot um diese Zeit das Bild eines katatonen Stupors. Er lag mutistisch und bewegungslos mit cyanotischen Gliedern im Bett, war unrein und ließ den Speichel aus dem Munde fließen. Er glaubte, auszutrocknen und vermochte sich nicht zu bewegen. Seine Hände lagen wie leblose Gegenstände auf der Bettdecke. Xaver hatte jedes Körpergefühl verloren, er wußte wohl, „hier liege ich", doch empfand er gleichzeitig den Körper als tote, fremde Masse. Er sah sich selber regungslos im Bett liegen und fühlte sich außerhalb seines Leibes. Als sich der Kranke nach kurzer Zeit wieder rühren konnte, war er ein „Automat", der nur auf fremden Befehl oder auf gemachte Gedanken hin etwas unternahm. Sein Leib blieb ihm fremd. Er konnte sich noch so betasten, an sich herunterschauen und zu sich sprechen, „das bin doch ich", es war ihm stets, als befinde er sich nicht in seinem Körper, doch ohne sich über den seltsamen Zustand klar zu werden. Er war, wie er wörtlich erklärte, im unendlichen Raum und in jedem Atom, so daß er nicht drauskam, was vergangen war und was geschehen werde. Nach einer kurzen Besserung, während der Xaver auch etwas sprach und das äußerte, was hier festgehalten ist, versank er von neuem in seinen Stupor und konnte nur noch selten für wenige Tage ein wenig aufgelockert werden. So zog sich die Krankheit über Monate hin. Selbst in den besseren Zwischenzeiten war der zerfahrene, grimassierende und kontaktgestörte Katatone nur mühsam zu explorieren. Dann ereilte ihn das Schicksal. Xaver Imweg erkrankte an einer Lungentuberkulose, die zu einer miliaren Streuung führte und innert wenigen Wochen den Tod des zweiundzwanzig Jahre alten Kranken zur Folge hatte.

Die Aufzeichnungen über Xavers letzte Lebenszeit verdeutlichen den Zustand des Kranken. Als Beispiel diene die wörtliche Wiedergabe einer kurzen Unterredung. Xaver trat steif ins Zimmer, setzte sich eckig auf den Stuhl und grimassierte, als ob er Schmerzen hätte.

Frage: „Wie geht es Ihnen?"
Antwort: „Ich kann mich nie in Liebe auffassen."
Frage: „Was meinen Sie damit?"
Antwort: „Ich werde von meiner Vergangenheit verfolgt. Wegen der Sachalität."
Frage: „Sie meinen wohl die Sexualität?"
Antwort: „Ja, ja, der Ausdruck ist mir hier verkehrt worden."
Frage: „Warum werden Sie wegen Ihrer Sexualität verfolgt?"
Antwort: „Ich habe zu wenig gearbeitet. Das ganze Leben kann nicht nur aus Blutigem bestehen, sondern aus ... aus ... aus ..."
Frage: „Aus was?"
Antwort: „Aus der Verbindung."
Frage: „Leiden Sie darunter, zu wenig Kontakt mit den andern zu haben?"
Antwort: „Man sieht mir die Selbstbefriedigung an. Darum werde ich verfolgt."
Frage: „Warum sollten Sie deswegen verfolgt werden?"
Antwort: „Ich verstehe das Leben nicht richtig. Das Blutige, die Selbstbefriedigungsatome, das ist doch nicht die Liebe. Sind die Menschen wirklich nur aus Atomen zusammengesetzt? Ich kann nichts mehr begreifen."
Frage: „Was meinten Sie damit, daß Sie zu wenig gearbeitet hätten?"

Antwort: „Ora et labora. Ich bin nirgends mehr daheim. Ich bin überall und nirgends. Im Himmel und in der Hölle."
Frage: „Was hat das mit der Arbeit zu tun?"

Hier begann Xaver mit dem Kopf zu schütteln, stand auf, murmelte unverständlich vor sich hin und war zu keiner Antwort mehr zu bewegen. In vielen derartigen Unterredungen, die oft nur wenige Minuten dauerten, konnte wörtlich noch folgendes in Erfahrung gebracht werden:

Dem Kranken war alles unwirklich geworden. Wenn er sich mit jemandem unterhielt, war er nicht sicher, ob er tatsächlich sprach oder sich dies nur einbildete. Er glaubte, eigentlich tot zu sein und zwar als Strafe für seine Selbstbefriedigung. Er hatte allen Lebenssaft verloren, sein Körper war ein trockener Schlauch, aus dem alle Flüssigkeit herausgeflossen war. Auch sein Blut war nicht mehr richtiges, flüssiges Blut, sondern bestand nur noch aus Blutatomen. Es hatte den Charakter einer Flüssigkeit verloren. Weil er nicht wußte, ob er tot oder lebendig war, vermochte Xaver über seinen Aufenthaltsort nicht ins reine zu kommen. Er war keineswegs sicher, ob die Erklärung, er sei in der Klinik, auch wirklich zutraf. Er war nirgends und überall, ein Atomhaufe unter Atomhaufen. Das kam alles davon her, weil er, statt der Liebe zu folgen, dem Körper Konzessionen gemacht hatte. Nun ging alles, „wie es gehen mußte", im gezwungenen „Marionettentotentanz".

b) Zur Frage des Autismus bei Xaver Imweg

Das kurze Leben Xaver Imwegs endet in einer weit tieferen Zerstörung, als das Maria Baders oder Franz Egers. Seine Welt war nicht nur zur Wildbahn oder zur unfruchtbaren Erde verengt, sondern, durch ein Weltuntergangserlebnis eingeleitet, zum bloßen Atomhaufen geworden, der keinen Bezug zum präpsychotischen Leben Xavers zu besitzen scheint. Doch lassen sich im Längsschnitt betrachtet auch hier Spuren finden, die vom Gesunden zum Kranken hinüberführen. Der junge Xaver träumte von einer „Laufbahn in die Weite". Es trieb ihn sowohl in die Tiefe der Vergangenheit und damit zur Geschichte, als in die Weite des Raums, zur Geographie. In seinen religiösen Erlebnissen schwang er sich über die Welt hinaus, um plötzlich durch den Sturz in die Psychose zertrümmert zu werden.

Xaver machte sich schwere Vorwürfe wegen seiner Onanie. Damals vergoß er seinen Lebenssaft, wodurch die Austrocknung bereits einsetzte. Die Selbstbefriedigung beraubte ihn auch der Möglichkeit der Liebe, der Kontakt mit den andern oder, wie seine eigenen Worte lauteten, die „Verbindung" fehlte ihm, weshalb er das Leben nicht mehr verstehen konnte. Er begriff überhaupt nichts mehr. Was kommen sollte und was vergangen war, vermochte er nicht mehr zu unterscheiden, so daß er nicht wußte, ob er tot oder lebendig war, noch wo er sich befand, ob im Himmel oder in der Hölle.

Die Psychose hatte eine „Mechanisierung" der Welt zur Folge. Es gab für Xaver nur noch Automaten, Marionetten, die starr und seelenlos ihre abgehackten Bewegungen ausführten. Die Austrocknung und Mechanisierung betraf auch die Eigenwelt des Kranken, sein Blut war atomisiert, Speichel und Urin flossen als fremde Substanzen zum Körper heraus.

Der verhinderte Welteroberer mußte jetzt die Welt in Gang und Bewegung halten. In gezwungenem „Marionettentotentanz" ging alles, wie es gehen mußte, das heißt, mit mechanischer Gesetzmäßigkeit, in der jede Freiheit aufgehoben war. Xaver stellt in extremer Weise ein Beispiel dar für MINKOWSKIS „géométrisme morbide" oder auch, bei seinem Unvermögen zwischen Vergangenheit und Zukunft zu unterscheiden, für das „Auseinanderfallen der Ekstasen der Zeitlichkeit", das BINSWANGER einst beschrieb (vgl. Fall Ellen West).

Wir wollen indes auch hier weder eine Daseinsanalyse des Falles Xaver Imweg durchführen, für welche ohnehin das vorhandene Material zu spärlich wäre, noch bereits Gesagtes wiederholen, sondern das Augenmerk auf den Autismus richten.

Dem Ausmaß seiner schizophrenen Erkrankung entsprechend, war auch der Autismus Imwegs viel stärker ausgeprägt, als bei unseren zwei vorigen Fällen. Die Entrücktheit Xavers ging so weit, daß eine Verständigung selbst in alltäglichen Belangen, um die sich der Kranke gar nicht mehr kümmerte, beinahe unmöglich geworden war. Doch ließe sich bei ihm sowohl das Numinose, als die Einengung auf den stets gleichen Weltentwurf, der nun wirklich auch „von außen" gesehen zu einer Erstarrung geführt hatte, ohne große Mühe nachweisen. Daß seine Kontaktstörung fast zur Kontaktunmöglichkeit herabgesunken war, geht aus der Krankengeschichte deutlich hervor. Sie entspricht der weitgehenden Zerstörung der Zeitgestalt seines Daseins, die sich an einigen Merkmalen besonders gut erkennen läßt.

Xaver sagte, er könne nichts mehr begreifen. Das „Begreifen" als ursprüngliches „Greifen" betätigt sich am jetzt und hier befindlichen Gegenstand. Dem Kranken, der „überall und nirgends" war, wie seine Worte lauteten, fehlte dieses „jetzt und hier", also die Gegenwart. Unter lauter mechanisch bewegten Atomhaufen gab es keine zeitliche Erstreckung mehr, keine Geschichtlichkeit. Die Welt hatte den Charakter einer Bewandtnisganzheit eingebüßt und trug nur noch das Signum des Fremden.

Wer nichts begreift, kann auch nicht arbeiten, und Xaver beschuldigte sich, trotz seines früheren Fleißes, nicht genug gearbeitet zu haben. In der Arbeit findet der Mensch seine Ordnung, seinen Standort und weiß sich zu Hause. Wer überall und nirgends ist, sowohl in der Hölle als im Himmel, wird heimatlos umhergetrieben und hat die Möglichkeit zu schöpferischer Arbeit, ja sogar zu gewöhnlichen, alltäglichen Verrichtungen verloren. Es versteht sich, daß in einer solchen „Welt" auch die mitmenschliche Begegnung nur noch in äußerst rudimentärer Form stattfindet. Der „Andere" ist zum bloßen Atomhaufen geworden, wie Xaver selber auch, der sich deshalb fragt, ob er am Ende tot sei.

Der Kranke bietet die Gelegenheit, auf jenes oft beobachtete und beschriebene, doch immer wieder seltsam berührende Phänomen einen Blick zu werfen, das als Störung des Leiberlebens bekannt ist, doch nicht mit Depersonalisationserscheinungen und nihilistischen Ideen zu verwechseln ist, weil es sich nicht um eine Negation des Leibes oder eines seiner Teile handelt, sondern um eine Sprengung der Leibgrenzen. Ein derart Kranker fühlt sich außerhalb seines Leibes, er befindet sich irgendwo im „unendlichen Raum" (HILFIKER), oder er weiß wohl, daß er einen Körper hat, doch empfindet er ihn als tot oder fremd. Xaver zeigte eine ähnliche Störung. Wir wissen nicht, ob sein von jeher schiefes Verhältnis zum Leib Schuld daran trug und sich in der Formgestaltung seiner Psychose auswirkte, weil er seine Triebhaftigkeit nicht wahr haben wollte, der er doch immer wieder erlag. Jedenfalls entspricht diesem gestörten Leiberleben die pathologische Räumlichkeit eines solchen Daseins. In der zerstückelten Welt des Kranken, die nur noch aus Atomhaufen bestand, fehlte jedes Bezugsystem, ein vorn und hinten, oben und unten, das sich am eigenen Körper ausrichten konnte. Leiblichkeit und Räumlichkeit sind von der Zeitlichkeit nicht zu trennen. Die körperlichen „Funktionen", Essen und Trinken, vermögen uns das Hier und Jetzt, die Gegenwart „erleben" zu lassen und unsere Stellung in ihr zu festigen. Vielleicht kann das süchtige Onanieren vieler Schizophrener, auch Xavers, als ein zum Mißerfolg verurteilter Versuch aufgefaßt werden, sich in die verlorene Gegenwart zurückzuholen. Der „Gesunde" wird durch einen körperlichen Anruf, wie Hunger oder Schmerz, seines Leibes „bewußt". Der Schizophrene, bei dem Existenz außerhalb des Leibes und Körper auseinanderfallen, ist oft dem körperlichen Schmerz gegenüber als einem starken Appell zur Gegenwartsergreifung unempfindlich geworden.

Diese kurzen Hinweise zeigen, daß auch Xaver Imweg in seinem tief zerstörten Dasein der Gegenwart verlustig gegangen war, weshalb er die Möglichkeit der mitmenschlichen Beziehung verloren hatte, in seinem „Weltentwerfen" erstarrt und schließlich in unheimlich-numinoser Weise der zerstörenden Übermacht seiner „Welt" preisgegeben und ausgeliefert war. Die schon bei Franz Eger beobachtete Tendenz zur Verdinglichung des begegnenden Andern ist bei Xaver Imweg mehr als eine Tendenz. Der andere Mensch, ja sogar er selbst, ist als Atomhaufen fast zum bloßen Ding herabgesunken.

Das Dasein Xaver Imwegs war „entmachtet", so daß bei ihm phänomenologisch gesehen von einem weitgehenden Versagen des reinen Ego in seinen rezeptiv-konstitutiven Leistungen gesprochen werden könnte. Vor allem war das „Eidos der Mir-zugehörigkeit" (BINSWANGER, KUHN) durch das reine Ego nicht konstituiert. Die Welt des Kranken war nicht mehr die ihm-eigene, wie sie es doch noch bei Maria Bader und Franz Eger war. Jede Grenze zwischen dem Mir-zugehörigen und dem Mir-fremden war aufgehoben. Ineins damit war es Xaver unmöglich, „natürliche" Erfahrungen mit „transzendentalen" in Übereinstimmung zu bringen, mit andern Worten, aus der Kompossibilität war eine Impossibilität geworden, vielleicht eine Impossibilität des Erfahrenkönnens überhaupt, nenne man es nun ein empirisches oder transzendentales.

Diese Bemerkungen, um ihre fragwürdig-fragmentarische Natur wissend, fügen wir als Schluß unseren Fällen an und wollen noch versuchen, in einem zusammenfassenden Überblick das zu umreißen, was wir über den Autismus in Erfahrung zu bringen hofften.

III. Schlußbetrachtungen

Das Thema der vorliegenden Untersuchung ist der Autismus. Seit EUGEN BLEULER ihn beschrieb, gehört er zu den geläufigsten Ausdrücken der psychiatrischen Sprache, doch sahen wir, daß es der Psychopathologie nicht gelang, sein Wesen zu erfassen. Der Autismus blieb als Begriff unscharf und verschwommen, wodurch er eine Entwertung erfuhr, deren Grund in ihm selber lag. Seine bequeme Handlichkeit ließ übersehen, daß in dem einen Wort Autismus eine ganze menschliche Seinsweise verdichtet war, die kein Symptom oder Syndrom im medizinisch-naturwissenschaftlichen Sinn darstellt. Unser Vorhaben galt somit zwei Zielen: Erstens den Autismus von wie auch immer gearteten, nichtschizophrenen „Realitätsflüchtigkeiten" zu scheiden und zweitens ihn, für die Schizophrenie reserviert, in seinen Wesensmerkmalen herauszustellen. Unter Autismus verstehen wir deshalb immer den schizophrenen Autismus, der nicht „kategorial", sondern nur „existenziell" erfaßbar ist. Dadurch weitete sich das Feld unserer Untersuchungen, und wir mußten die daseinsanalytische

Forschung zu Hilfe ziehen, ohne den Anspruch zu erheben, selber phänomenologisch-daseinsanalytisch zu arbeiten.

Die Mannigfaltigkeit schizophrener Seinsweisen erschwert es, „den" Autismus zu beschreiben. Wir haben es BINSWANGER zu verdanken, wenn er in den bereits erwähnten „Drei Formen mißglückten Daseins", der Verstiegenheit, Verschrobenheit und Manieriertheit, „den starren Begriff des Autismus als des schizophrenen Kardinalsymptoms durch seine Rückverwandlung in den Fluß des menschlichen Daseins" auflöste. Indes ging es BINSWANGER in dieser Arbeit, wie schon deren Titel zeigt, nicht um das, was wir versuchten, nämlich diejenigen Merkmale des Autismus zu finden, die als invariante sein Wesen bilden. Zudem lassen wir die Frage durchaus offen, ob alle Schizophrenen autistisch seien.

Zusammengefaßt ergab sich, daß im Autismus eine Ausweitung der Bedeutung des Begegnenden, das sowohl vertrauter als unvertrauter wird, stattzufinden scheint, was mit dem Numinosen des schizophrenen Erlebens [1] zusammenhängt. Wir versuchten, diese Erscheinung auf das ständige Weltentwerfen einer immer gleichbleibenden Weltlichkeit zurückzuführen. Dieses bei Maria Bader beschriebene Kennzeichen wiederholte sich bei Franz Eger, dessen „Kontaktstörung" ebenfalls als Folge der Einengung auf den stets gleichen Weltentwurf aufgefaßt wurde. Ineins damit ergab sich bei beiden Kranken ein Preisgegeben- oder Ausgeliefertsein an die „Welt", wodurch wir auf die Zeitigung des autistischen Daseins kamen, doch haben wir diese schwierige Frage nur kurz berührt und sind uns bewußt, daß vieles unerörtert bleibt, wenn wir die Störung der Zeitgestalt des Autisten in dem Sinne formulieren, daß ihm ein Verweilen in der Gegenwart nicht mehr möglich ist. Nur in der Gegenwart kann eine mitmenschliche Begegnung stattfinden. Der schwer kranke Xaver Imweg schließlich vermochte unsere Überlegungen zu bestätigen, doch fanden sich bei ihm noch weitere Formen des Versagens, die phänomenologisch den Leistungen des reinen Ego zugeschrieben werden können. So fehlte bei ihm die Konstituierung der Mir-zugehörigkeit, ebenso die Übereinstimmung der empirischen mit der transzendentalen Erfahrung im Sinne der Adäquation oder Anpassung. Die Kompossibilität war zur Impossibilität und damit zur Unmöglichkeit des Erfahrenkönnens überhaupt geworden.

Vielleicht mögen weitere Untersuchungen die Bedeutung jener Tendenz besser verstehen lassen, die bei Franz Eger schon zu beobachten war und bei Xaver Imweg geradezu im Vordergrund stand, die begegnenden Menschen nämlich nicht, wie wir es mit KUNZ als üblich annehmen, zu vergegenständlichen, sondern zu verdinglichen. Es geht dies wohl Hand in Hand einher mit der Verdinglichung des eigenen Daseins.

Abschließend gestehen wir, unsere Darlegungen in einem Tone der Überzeugtheit vorgebracht zu haben, die uns im Grunde abgeht. Doch konnten wir nicht jeden Gedanken mit einem „vielleicht" oder „möglicherweise" einschränken — wir taten es ja oft — ohne der Gefahr zu erliegen, vor lauter ungelösten Problemen das Fragen überhaupt zu verlieren. Hier aber, am Schluß, wollen wir doch darauf hinweisen, daß gerade das Fragen selber, zu dem uns ein Phänomen wie der Autismus hinführt, wertvoll wird, ohne daß wir „das Fragwürdige in eine entschiedene Antwort umfälschen" wollen (HEIDEGGER, Was heißt Denken?) Frag-würdig bleibt freilich vieles. So könnte der Autismus in seiner Totalität als Ausdruck des dem Menschen innewohnenden

---

[1] Weil in der Depression das Numinose fehlt, wird hier kaum je von Autismus gesprochen. Vgl. dazu freilich: H. KRANZ, Der Begriff des Autismus und die endogenen Psychosen. In: Psychopathologie heute. Stuttgart: Thieme 1962.

Nichts, ungeachtet, ob dieses sich im Denken bekundet (Kunz), oder in der Angst sich offenbart (Heidegger) aufgefaßt werden. Der Mensch als „Platzhalter des Nichts" (Heidegger) ist das einzige der Negation fähige Wesen. Die Fragilität und Problematik des menschlichen Daseins liegt im Wissen um den Tod als der totalen Vernichtung. In der Bedrohtheit durch das Nichts liegt die Möglichkeit des Mißglückens und Scheiterns. Das Nichts ist indes nicht Etwas, doch ist es uns nur in vergegenständlichten Nichtserlebnissen zugänglich, von der logischen Verneinung bis zur Selbstvernichtung. Wir können kaum anders, als hypostasierend vom Nichts sprechen. In der Schizophrenie — so dürfte man glauben — wird die Existenz vom Nichts überwältigt oder vernichtet. In der „gespürten Bedrohtheit" (Hinrichsen) und vielen andern Symptomen wird die Gefährdung noch erlebt oder vergegenständlicht, was zum Selbstbeobachtungszwang im Sinne von Berze führen kann. Schon Kronfeld sprach von der „Antizipation des Todes" in der Schizophrenie, die als ein Scheitern am Nichts bezeichnet werden könnte. Der Mensch trägt diese Möglichkeit des Scheiterns stets in sich, was ihn erst zum Menschen macht, der um Hinfälligkeit und Vergänglichkeit weiß. Das Reich der Kunst wäre ohne dieses Wissen nicht betretbar (Becker).

Der Autismus ist eine Form menschlichen Daseins innerhalb jener rätselhaften Seinsweisen, die wir als schizophren zu bezeichnen gewohnt sind und die in ihrer zerstörerischen Macht Zeugnis ablegen für die „im Ursprung des Denkens anwesende Nichtigkeit des virtuellen Todes" (Kunz). So trägt der Autismus immer das Stigma der „Krankheit zum Tode".

Literatur [1]

Bachofen, J. J.: Mutterrecht und Urreligion. Leipzig: Alfred Kröner 1926.
Becker, O.: Von der Hinfälligkeit des Schönen und der Abenteuerlichkeit des Künstlers. Jahrbch. f. Phil. u. phänomen. Forschg. Husserl-Festschrift 1929.
Beringer, K.: Handbuch der Geisteskrankheiten. Bd. IX, Teil V, Die Schizophrenie. Berlin: Springer 1932.
Berze, J.: Beiträge zur psychiatrischen Erblichkeits- und Konstitutionsforschung. Z. Neur. Bd. 96, 1925.
— Psychologie der Schizophrenie. Berlin: Springer 1929.
Blankenburg, W.: Daseinsanalytische Studie über einen Fall paranoider Schizophrenie. Schweiz. Arch. Neur. Bd. 81, 1958.
— Aus dem phänomenologischen Erfahrungsfeld innerhalb der Psychiatrie. Schweiz. Arch. Neur. Bd. 90, 1962.
Bleuler, E.: Dementia praecox oder Gruppe der Schizophrenien. Leipzig und Wien: Deuticke 1911.
— Das autistische Denken. Jahrbuch f. psychoanalytische und psychopathologische Forschgn. Bd. IV, 1912.
— Die Probleme der Schizoidie und der Syntonie. Z. Neur. Bd. 78, 1922.
— Naturgeschichte der Seele und ihres Bewußtwerdens. Berlin: Springer 1922.
— Das autistisch-undisziplinierte Denken in der Medizin und seine Überwindung. Berlin: Springer 1921.
— Über primäre und sekundäre Symptome in der Schizophrenie. Z. Neur. Bd. 124, 1930.
— Zur Unterscheidung des Physiogenen und des Psychogenen bei der Schizophrenie. Allg. Z. Psych. Bd. 84, 1926.
Bleuler, M., G. Benedetti, A. Kind u. F. Milke: Entwicklung der Schizophrenielehre seit 1941. Basel: Karger 1960.

---

[1] Enthält auch Arbeiten, die nicht besprochen wurden.

BINDER, H.: Zum Problem des schizoiden Autismus. Z. Neur. Bd. 125, 1930.
BINSWANGER, L.: Grundformen und Erkenntnis menschlichen Daseins. Zürich: Max Niehans 1942.
— Über Ideenflucht. Zürich: Orell Füssli 1933.
— Ausgewählte Vorträge und Aufsätze. Bd. I. Bern: Francke 1947.
— Ausgewählte Vorträge und Aufsätze. Bd. II. Bern: Francke 1955.
— Drei Formen mißglückten Daseins. Tübingen: Max Niemeyer 1956.
— Schizophrenie. Pfullingen: Günther Neske 1957.
— Die Philosophie Wilhelm Szilasis und die psychiatrische Forschung. In Festschrift für Wilhelm Szilasi. Bern: Francke 1960.
— Melancholie und Manie. Pfullingen: Günther Neske 1960.
BOSCH, G.: Der frühkindliche Autismus. Berlin-Göttingen-Heidelberg: Springer 1962.
EWALD, G.: Schizophrenie, Schizoidie, Schizothymie. Z. Neur. Bd. 77, 1922.
FISCHER, F.: Raumerleben und Schizophrenie. Allg. Z. Psych. Bd. 93, 1931.
— Zeitstruktur und Schizophrenie. Z. Neur. Bd. 121, 1929.
— Raum-Zeitstruktur und Denkstörung in der Schizophrenie. Z. Neur. Bd. 124, 1929.
— Über die Wandlungen des Raums im Aufbau der schizophrenen Erlebniswelt. Nervenarzt Bd. 7, 1934.
FROSTIG, J.: Das schizophrene Denken. Leipzig: Thieme 1929.
GRUHLE, H. W.: Psychologie der Schizophrenie. Berlin: Springer 1929.
— Handbuch der Geisteskrankheiten. Bd. IX, Teil V, Die Schizophrenie. Berlin: Springer 1932.
HEIDEGGER, M.: Sein und Zeit. 4. Auflage. Halle a. d. S.: Max Niemeyer 1935.
— Vom Wesen des Grundes. Jahrbch. Phil. u. phänomen. Forschg. Husserl-Festschrift 1929.
— Was heißt Denken? Tübingen: Max Niemeyer 1954.
HOCH, P. H., u. J. ZUBIN: Psychopathology of communication. New York: Grune u. Stratton 1958.
HOFFMANN, H.: Schizothym — Cyclothym. Z. Neur. Bd. 82, 1923.
VAN DER HOOP, J. H.: Über Autismus, Dissoziation und affektive Demenz. Z. Neur. Bd. 97, 1925.
HINRICHSEN, O.: Die Psychasthenie des Produktiven mit einigen Einwänden dagegen. Schweiz. med. Wsch. 1939.
HILFIKER, K.: Die schizophrene Ichauflösung im All. Allg. Zf. f. Psych. Bd. 87, 1927.
HUSSERL, E.: Cartesianische Meditationen. Husserliana Bd. I, 2. Auflage. Haag: Martinus Nijhoff 1963.
JASPERS, K.: Allgemeine Psychopathologie, 3. u. 4. Auflage. Berlin: Springer 1923, 1946.
— Psychologie der Weltanschauungen. Berlin: Springer 1919.
JRLE, G.: Das „Praecoxgefühl" in der Diagnostik der Schizophrenie. Arch. Psych. Bd. 203, 1962.
JUNG, C. G.: Psychologische Typen. Zürich: Rascher 1922.
KAFKA, F.: Persönlichkeit und Schizophrenie. Ref. Zbl. Neur. Bd. 46, 1927.
KIERKEGARD, S.: Die Krankheit zum Tode. Ges. Werke Bd. 8. Düsseldorf: Eugen Diederichs.
KLAESI, J.: Über die Bedeutung und Entstehung der Stereotypien. Berlin: Springer 1922.
— Einiges über Schizophreniebehandlung. Z. Neur. Bd. 78, 1922.
KRANZ, H.: Der Begriff des Autismus und die endogenen Psychosen. In Psychopathologie heute. Stuttgart: G. Thieme 1962.
KRETSCHMER, E.: Körperbau und Charakter. 13. u. 14. Auflage. Berlin: Springer 1940.
KRONFELD, A.: Über den Wandel des Schizophreniebegriffs. Mschr. Psych. Bd. 73, 1929.
— Perspektiven der Seelenheilkunde. Leipzig: Thieme 1930.
KÜHN, H.: Über Störungen des Sympathiefühlens bei Schizophrenen. Z. Neur. Bd. 174, 1942.
KUHN, R.: Daseinsanalyse und Psychiatrie. In Psychiatrie der Gegenwart, Bd. I/2. Berlin-Göttingen-Heidelberg: Springer, 1963.
KUNZ, H.: Die anthropologische Bedeutung der Phantasie. Basel: Verlag für Recht u. Gesellschaft 1946.
— Die Grenze der psychopathologischen Wahninterpretation. Z. Neur. Bd. 135, 1931.
— Die eine Welt und die Weisen des In-der-Welt-Seins, Psyche, XVI. Jg., 1962/63.
LANGE, J.: Der Fall Bertha Hempel. Z. Neur. Bd. 85, 1923.

Leonhard, K.: Die defektschizophrenen Krankheitsbilder. Leipzig: Thieme 1936.
Matussek, P.: Der schizophrene Autismus in der Sicht eines Kranken. Psyche XIII. Jg., 1959/60.
Mayer-Gross, W.: Primäre und sekundäre Symptome in der Schizophrenie. Z. Neur. Bd. 124, 1930.
— Handbuch der Geisteskrankheiten, Bd. IX, Teil V, Die Schizophrenie. Berlin: Springer 1932.
Minkowski, E.: La schizophrénie. Paris: Payot 1927.
— Le temps vécu. Paris: Collection de l'évol. psych. 1933.
— Bleulers Schizoidie und Syntonie und das Zeiterlebnis. Z. Neur. Bd. 82, 1923.
Müller, M.: Über Heilungsmechanismen in der Schizophrenie. Berlin: Springer 1930.
Oettli, H.: Das Gemeinschaftserlebnis der Schizophrenen. Z. Neur. Bd. 78, 1922.
Otto, R.: Das Heilige. Breslau: Trewendt u. Granier 1920.
Rorschach, H.: Psychodiagnostik. 3. Auflage. Bern: Hans Huber 1937.
Rosenkötter, L.: Die zwischenmenschliche Theorie der Psychiatrie. Fortschr. Neur. Psych. 1958.
Rümke, H. C.: Het kernsymptom der schizophrenie en het "praecoxgevoel". Ned. T. Genesk., No. 49, 1941.
Schwenninger, A.: Zur Psychologie des Autismus. Z. Neur. Bd. 78, 1922.
Schneider, C.: Psychologie der Schizophrenen. Leipzig: Thieme 1930.
Schneider, K.: Klinische Psychopathologie. Stuttgart: Thieme 1950.
Sengers, N.: Autisme et vie intérieure. Ann. méd.-psych. 87, II, 1929.
Staehelin, J. E.: Moralische Oligophrenie und Schizoidie. Z. Neur. Bd. 82, 1923.
Staiger, E.: Grundbegriffe der Poetik. Zürich: Atlantis 1946.
Störring, E.: Wesen und Bedeutung des Symptoms der Ratlosigkeit bei psychischen Erkrankungen. Leipzig: Thieme 1939.
Storch, A.: Die Daseinsfrage der Schizophrenen. Schweiz. Arch. Neur. Bd. 59, 1947.
Strauss, E.: Psychiatrie und Philosophie. In Psychiatrie der Gegenwart, Bd. I/2, 1963.
Szilasi, W.: Wissenschaft als Philosophie. Zürich: Rascher 1945.
— Macht und Ohnmacht des Geistes. Bern: Francke 1946.
— Einführung in die Philosophie Edmund Husserls. Tübingen: Max Niemeyer 1959.
— Philosophie und Naturwissenschaft (darin: Die Erfahrungsgrundlage der Daseinsanalyse Ludwig Binswangers). Bern: Francke 1961.
Wetzel, A.: Das Weltuntergangserlebnis in der Schizophrenie. Z. Neur. Bd. 78, 1922.
Wilmanns, K.: Die Schizophrenie. Z. Neur. Bd. 78, 1922.
— Morde im Prodromalstadium der Schizophrenie. Z. Neur. Bd. 170, 1940.
Wyrsch, J.: Über moralischen Defekt. Msch. Psych. Bd. 107, 1943.
— Über den affektiven Rapport mit Schizophrenie. Schweiz. Arch. Neur. Bd. 37, 1936.
— Über akute schizophrene Zustände. Basel: Karger 1937.
— Über die Intuition bei der Erkrankung der Erkennung der Schizophrenen. Schweiz. med. Wsch. Jg. 76, 1946.
— Die Person des Schizophrenen. Bern: Paul Haupt 1949.
— Über Glück und Unheil der Namengebung in der Psychiatrie. Conf. psych. Vol. 1, 1958.

If you have any concerns about our products,
you can contact us on
ProductSafety@springernature.com

In case Publisher is established outside the EU,
the EU authorized representative is:
**Springer Nature Customer Service Center GmbH
Europaplatz 3, 69115 Heidelberg, Germany**

Printed by Libri Plureos GmbH
in Hamburg, Germany